Wirtshausschilder

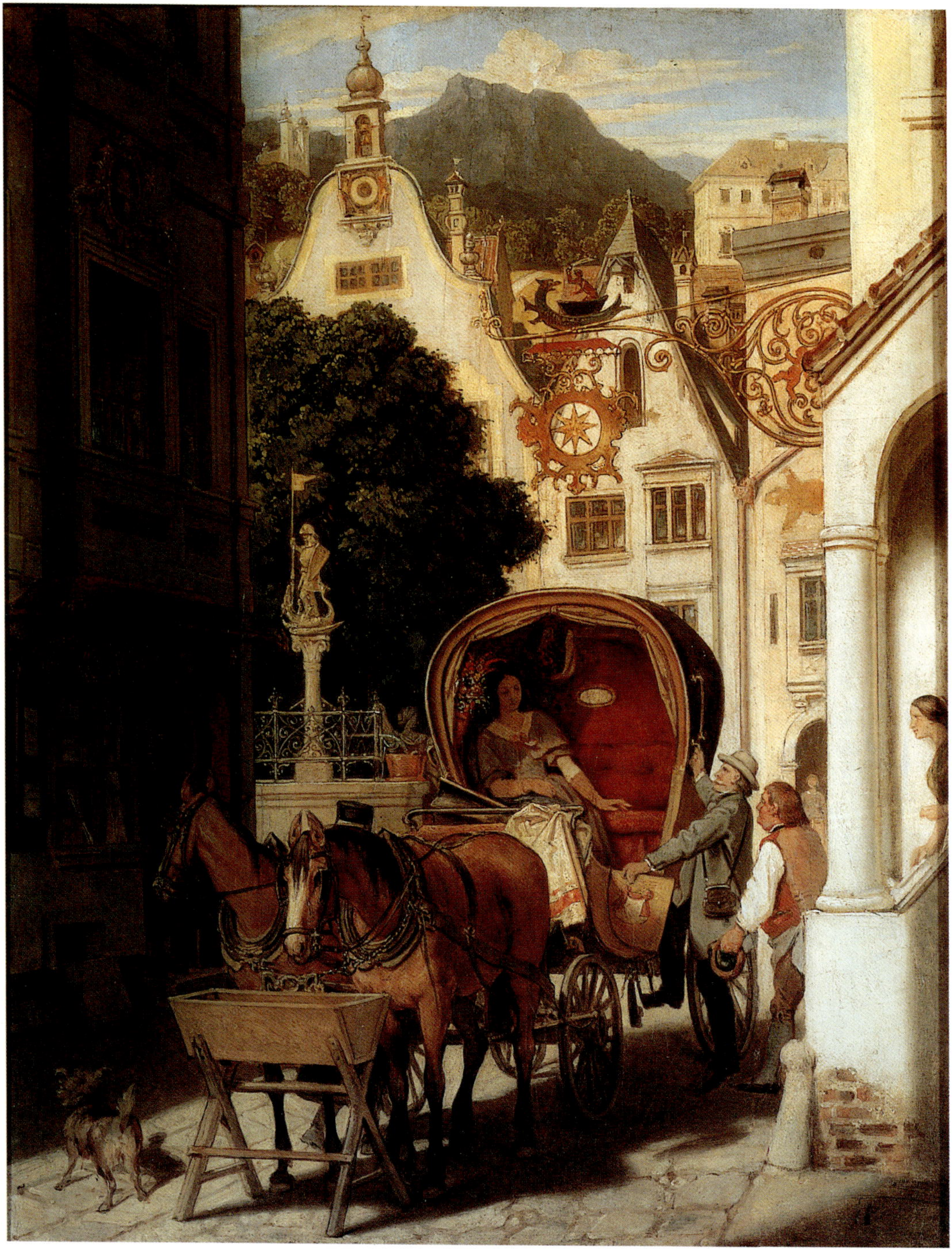

Ursula Pfistermeister

Hier kehrt man ein

Wirtshausschilder aus drei Jahrhunderten

Fachverlag Hans Carl

Konzeption, Gestaltung, Text und Fotos: Ursula Pfistermeister

Bedanken möchte ich mich für all die freundlich erteilten Auskünfte der zahlreichen Gasthaus-, Hotel- und Brauereibesitzer, der Archive, Gemeinden und engagierten Privatpersonen, vor allem bei Frau Marcelle Geiger-Vifian, Bern, sowie für die Abdruckgenehmigungen durch die Schack-Galerie, München und die Stadtbibliothek, Nürnberg. Mein besonderer Dank gilt Frau Maria Kreutz, die das Entstehen dieses Bandes in allen Phasen mit Rat und Tat begleitet hat.

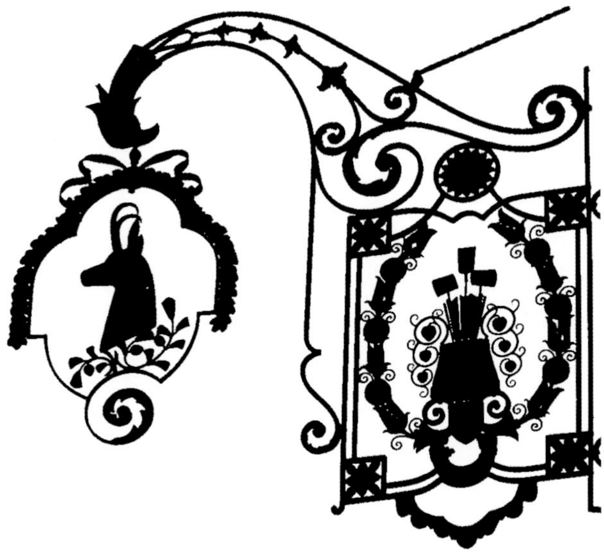

Die Deutsche Bibliothek – CIP-Einheitsaufnahme

Pfistermeister, Ursula:
Hier kehrt man ein – Wirtshausschilder aus drei Jahrhunderten /
Ursula Pfistermeister – Nürnberg: Carl, 1998
ISBN 3-418-00382-6
NE: HST

Reproduktionen: Rahn Repro, Fürth
Druck: Bollmann Druck GmbH, Zirndorf

Printed in Germany 1998

Inhalt

Vom Buschen zum geschmiedeten Ausleger – Wirtshausschilder im Wandel der Zeit

Zeichen erleichtern das Leben. Wie dankbar sind wir heute auf Flughäfen und Straßen irgendwo in der Welt für jene leicht faßlichen Piktogramme, die schriftliche Hinweise ergänzen oder ersetzen.

Dabei ist die Verwendung von Bildsymbolen keineswegs neu. In Mitteleuropa wurden Straßennamen und Hausnummern in den meisten Orten erst Ende des 18. Jahrhunderts eingeführt. Bis dahin waren die Hausnamen und ihre bildliche Darstellung an den Häusern die einzige Hilfe, um sich zurechtzufinden. Diese Hauszeichen, denen man noch immer begegnen kann, waren manchmal einfach auf die Mauer gemalt, sie konnten als Stein- oder Tonreliefs in sie eingelassen sein oder aber auf einer kleinen Konsole oder in einer Nische plastisch vor der Wand stehen.

Es liegt nahe, daß vor allem die Wirte, die ja besonderen Wert auf Besucher legen mußten, schon immer in der Kennzeichnung ih-

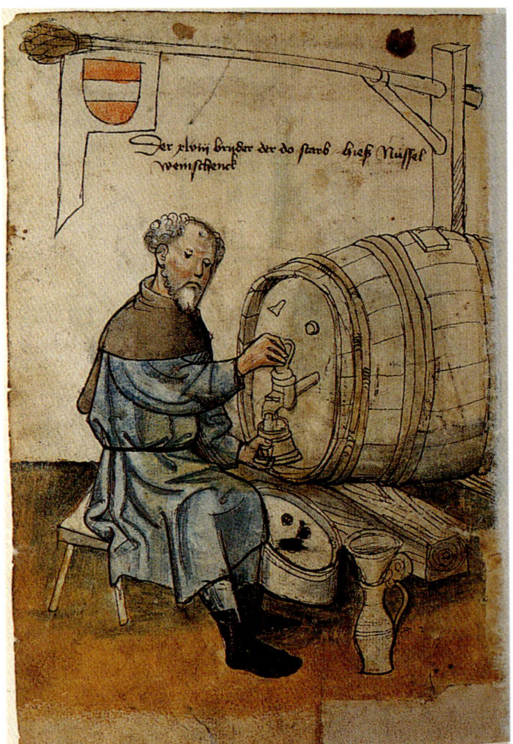

Besen und Fahne als Zeichen der Schankgerechtigkeit finden sich schon auf dem 1403 im Mendelschen Brüderhaus in Nürnberg entstandenen Porträt des Weinschenks Nüssel.

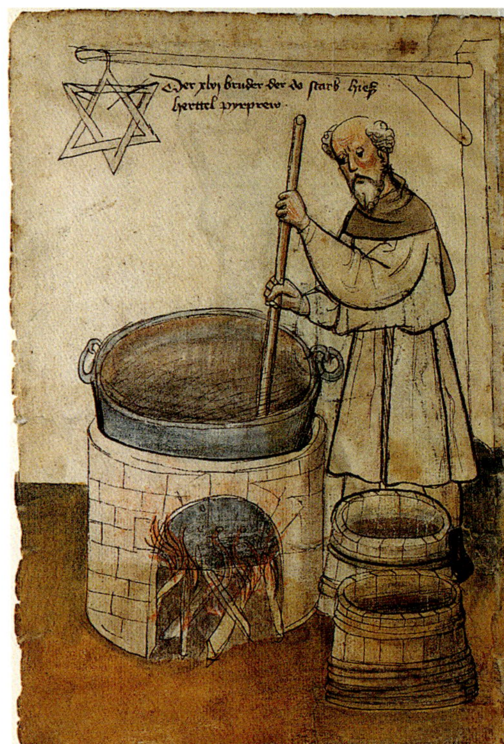

Das älteste bekannte Porträt eines deutschen Bierbrauers – 1403 im Mendelschen Brüderhaus in Nürnberg gemalt – zeigt bereits den Sechsstern, das Zeichen der Braugerechtigkeit.

rer Häuser recht eifrig waren. Auch in Griechenland und bei den Römern – Pompei bewahrt schöne Beispiele – waren gerade die Weinschänken und Gasthäuser nicht allein durch gemalte Sinnsprüche, sondern auch durch einprägsame ›sprechende Bildsymbole‹ hervorgehoben: durch Zeichen, die für

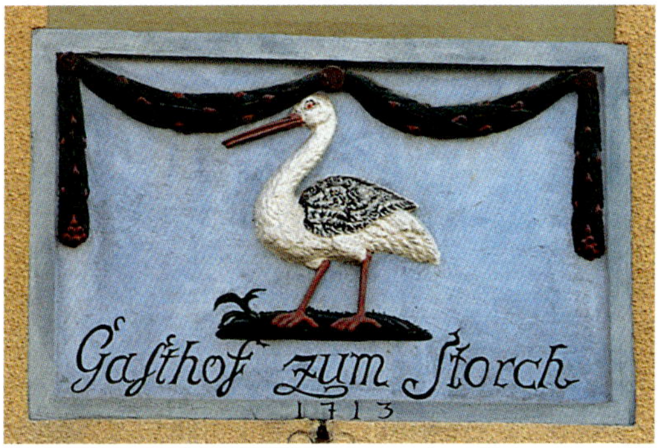

Hauszeichen im mainfränkischen Prichsenstadt.

alle verständlich, auch dem Analphabeten und dem der Landessprache nicht mächtigen als Wegweiser dienen konnten. Schließlich sollte der Fremde möglichst bald wissen, wo Obdach, Speis und Trank für ihn zu finden waren. Daher gingen die Wirte bald davon ab, ihr Zeichen nur am Haus selbst anzubringen. Sie stellten ein grünes Bäumchen vor die Tür, hängten eine Fahne oder einen grünen Kranz möglichst weit hinaus in die Gasse.

Fahnen, die in Mitteleuropa zunächst von jenen Metzgern ausgehängt wurden, die gerade geschlachtet hatten, wurden auch von den Wirten benutzt und waren, wie uns die Gemälde der Niederländischen Schule zeigen, als Gasthauszeichen selbst im 16. und 17. Jahrhundert noch durchaus üblich. Den einfachsten und ältesten Formen von Wirtshauszeichen begegnet man in Weinbaugebieten und in Gegenden mit Hausbraurechten sogar noch heute: ›Buschenschänken‹,

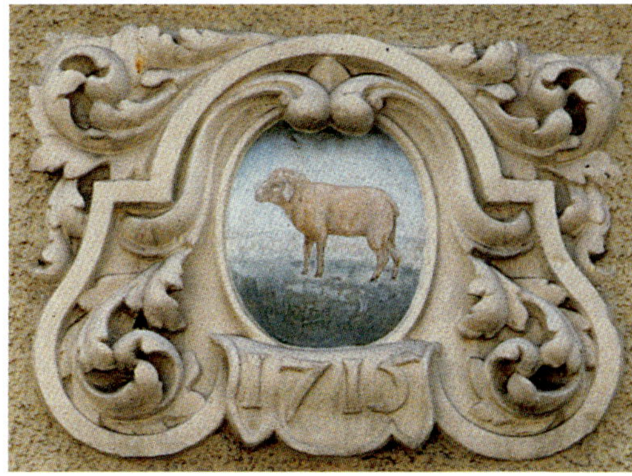

Hauszeichen im schweizerischen Porrentruy.

›Hecken- oder Straußwirtschaften‹ zeigen dort durch einen Reisigbesen, einen an einer Stange hängenden Buschen aus Tannen-Fichten- oder Föhrenzweigen, durch einen grünen Kranz, manchmal auch durch einen geflochtenen Strohkranz, daß vorübergehend Eigenbauwein oder hausgebrautes Bier ausgeschenkt wird.

Viele Wirte legten Wert auf eine haltbarere Kennzeichnung ihrer Häuser. Vom 16. Jahrhundert an waren sie vielerorts sogar dazu verpflichtet. In Landsberg a. Lech hieß es zum Beispiel im Jahr 1717: ›Damit auch die

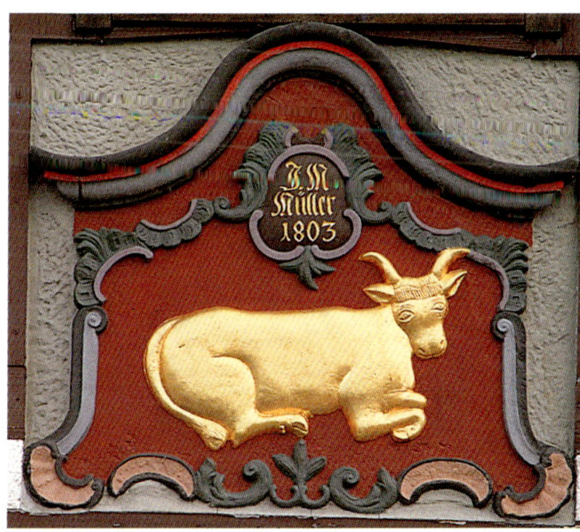

Hauszeichen im hohenlohischen Cröffelbach.

Fremden solche Häuser desto eher finden können, so sollen an den Wirts- und Ordonanzhäusern besondere Schilde... ausgehängt werden, wodurch man sie von anderen Häusern leichtlich unterscheiden könne.‹ Allerdings durfte keineswegs jeder ein Schild führen. Oft wurde die ›Schildgerechtigkeit‹ (= das Recht ein Schild auszuhängen) ebenso von der Obrigkeit verliehen wie die ›Braugerechtigkeit‹, deren Zeichen von alters her der Sechsstern ist. Da allein die Schildwirtschaften, die bestimmte Voraussetzungen erfüllen mußten und von den Städten mehr oder weniger offen überwacht wurden, das Recht hatten, Fremde aufzunehmen und zu bewirten, waren die Schildwirte besonders angesehen und standen in der Hierarchie des Gaststättengewerbes an erster Stelle. In der Schweiz waren diese ›Herrenwirte‹ oft sogar Landammann und Richter. Jedenfalls hat man bis weit ins 19. Jahrhundert recht deutlich zwischen

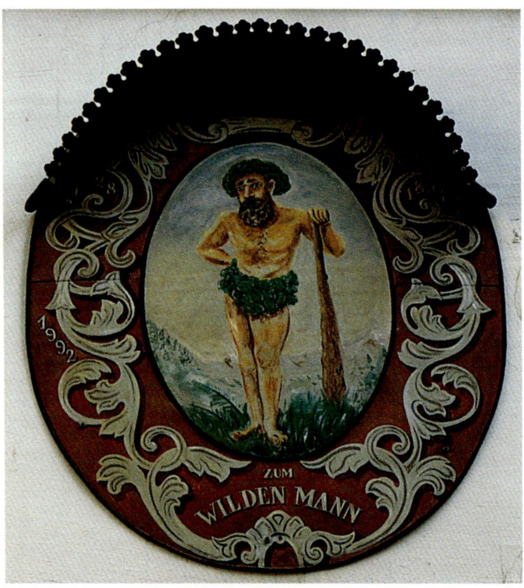

Gemaltes Wirtshausschild an dem seit 1550 bestehenden Gasthaus ›Zum Wilden Mann‹ in Chur.

Schildwirten und Gassen- oder Schankwirten unterschieden.

Kein Wunder, daß die Schildwirte viel Wert darauf legten, daß ihre besondere Stellung und die große rechtliche und repräsentative Bedeutung ihres Schildes auch sichtbar zum Ausdruck kamen. Zunächst waren verhältnismäßig einfache, an einer abgestützten waagrechten Stange befestigte und bemalte Holztafeln üblich. Im späten 16. Jahrhundert aber begann man die hölzernen Schilder mehr und mehr durch solche aus haltbarerem Eisen zu ersetzen. Obwohl die früheste Anleitung ›Um Schilder anzufertigen, die man vor Herbergen hängt‹ in einem französischen, 1627 von A. Jousse bearbeiteten Werk über die Kunst der Schlosser zu finden ist, hat man in weiten Teilen Frankreichs, in England und den Niederlanden noch lang die gemalten Schilder beibehalten. Vor allem im süddeutschen und alpenländischen Bereich aber übernahmen im 17. Jahrhundert Schmiede und Schlosser endgültig die Fertigung der meist bemalten und vergoldeten Wirtshausschilder (= Ausleger). Sie bestehen in der Regel aus dem Tragarm und dem eigentlichen Schild, das den häufig recht einprägsamen Namen des Gasthauses bildlich darstellt, oft umgeben von einem grünen Kranz, dem alten Symbol der Schankgerechtigkeit.

Die Namen sind geradezu ein Stück Kulturgeschichte, bunt wie die Schilder und zurückverfolgbar bis in die Antike, wo sich Wirtshäuser und Herbergen bereits ›Zum Hahn‹ oder ›Zum Adler‹, ›Zum Elefanten‹ und ›Zum Löwen‹ nannten, aber auch ›Zu den zwei Schwestern‹, ›Zu den Rädern‹... Im Mittelalter waren diese Namen keineswegs vergessen. Doch kamen damals andere hinzu und mancher überkommene erhielt eine neue, durch die christliche Gedankenwelt geprägte Bedeutung.

Die Kunst der Schmiede

Die Schmiede waren früher meist namenlose Handwerker. Doch finden sich in ihren Reihen wahre Künstler, die alle Techniken ihrer Zunft beherrschten und ihr Wissen bei der Arbeit an den Auslegern phantasievoll einsetzten. Sie hielten sich zunächst an die alten hölzernen Vorbilder und fertigten einfache, am Ende aufgebogene, manchmal auch mit einer einfachen Spindelblume oder einer stilisierten Lilie verzierte Tragarme, die gegen die Wand hin im Dreieck abgestützt sind und an dem die beidseitig bemalte Blechtafel aufgehängt ist. Derartig frühe, noch im 17. Jahrhundert entstandene Arbeiten sind außerhalb von Museen kaum noch zu sehen. Doch hat man auch später sogenannte Bannerschilder gefertigt. Sie sind dann allerdings wesentlich differenzierter ausgestaltet: das Dreieck zwischen Tragarm und Stütze ist mit reich figuriertem Spiral- oder Rankenwerk gefüllt; das in Blech geschnittene, eigentliche Schild hat durchbrochene Ränder oder stellt das Gasthaussymbol frei, manchmal sogar plastisch, in die rechteckige Rahmung.

Die meisten und schönsten unter den geschmiedeten Auslegern entstanden im 18. und frühen 19. Jahrhundert, als die Schmiedekunst ihre zweite große Blüte erlebte. Das ganze technische Können der Schmiede dieser Zeit, ihre schöpferische Begeisterung und ihre barocke Freude am Gestalten kamen auch den Wirtshausschildern dieser Epoche zugute.

Um 1700 erlebte die in der Renaissance so beliebte Spirale ihre Vollendung und verschwand allmählich wieder. Die gleichbleibende Stärke der Rundeisenstäbe, auf die man so viel Wert gelegt hatte, verlor an Bedeutung: An den Abspaltungen und an den Treffpunkten der Stäbe kommt es nun zu Schwellungen. Auch die Spiralenden verdikken sich. Oft werden sie figürlich ausgeschmiedet oder durch Blechschnittendungen ergänzt. Die einfachen Spindelblumen verwandeln sich in üppige Blütendolden. Vor allem aber setzt sich das Akanthusblatt nun siegreich durch, das in seinen schönsten Ausformungen typisch ist für den frühen Barock.

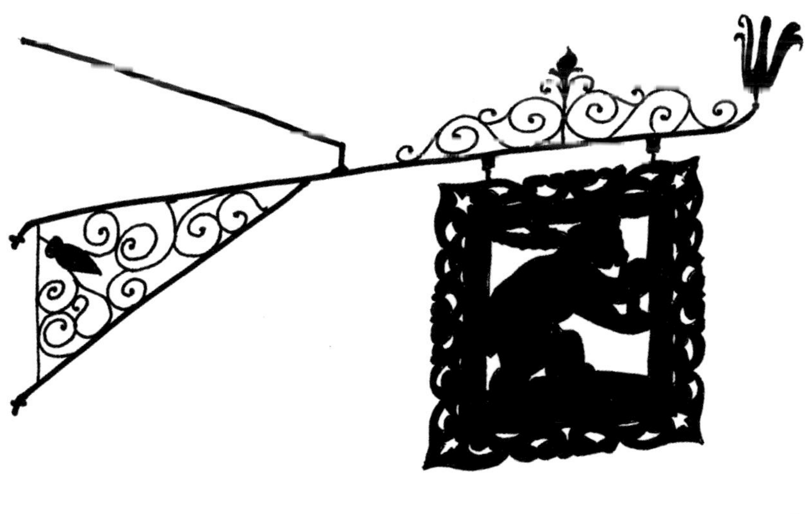

Mit seinen Spiralen und der einfachen Spindelblume ist das Bannerschild des jetzigen, seit 1582 bestehenden ›Hotel Bären‹ in Tettnang charakteristisch für die Zeit um 1700.

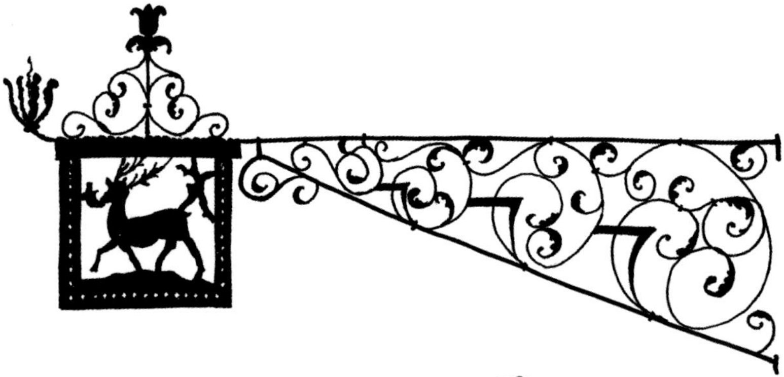

Das Bannerschild des Gasthofs ›Goldener Hirsch‹ im oberösterreichischen Enns zeigt die typischen Hakenschnörkel und Akanthusblätter der Zeit nach 1720/1730.

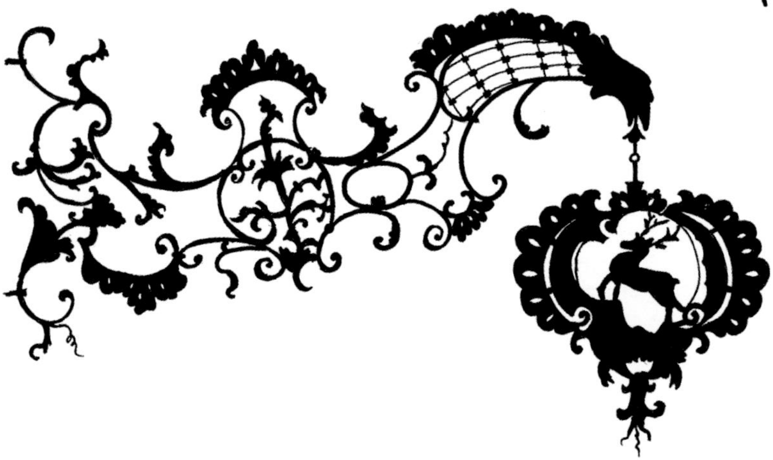

Charakteristisch für die Blütezeit des Barock ist dieser erst gegen 1770 entstandene Ausleger am Gasthof ›Goldener Hirsch‹ in Ebelsberg bei Linz.

Die Weiterentwicklung bringt gegen 1720/1730 die auffallenden ›Hakenschnörkel‹ und die ineinanderverflochtenen C- und S- Bügel, die zu Lieblingsmotiven des sogenannten Bandlwerks werden. Am offensichtlichsten aber ist, wie sehr sich das Dreieck des von Tragarm und Stütze begrenzten und geformten Rahmens allmählich auflöst und alle statische Strenge einer kraftvollen, geradezu dramatisch bewegten Ornamentik weicht. Oft endet der geschwungene Tragarm nun in einem Vogelkopf. Im Schnabel hält er den Ring, an dem das eigentliche, oft von einem Kranz umgebene Gasthauszeichen hängt.

Mit dem beginnenden Rokoko werden die Akanthusblätter immer schmaler, geradezu schilfähnlich. Die Rocaille setzt sich durch. Tragarm und Schild – oft von höchster technischer Perfektion – verlieren alle Schwere. Oft asymmetrisch, lösen sie sich auf in einem eleganten, in seiner zarten Farbigkeit manchmal fast spielerisch leicht und heiter wirkenden ornamentalen Geflecht, einem Ineinander von Gittern, Rosetten, Rocaillen und dem Gerank zarter Blütenzweige. Es sieht so aus, als hätten die Auslegerarme und Schilder, deren Gestaltung der Phantasie kaum Grenzen setzt, die barocke Freude an Formenfülle und Farbe und das ganze Können der Schmiede dieser Zeit in besonderem Maß herausgefordert.

Dem ausgehenden 18. Jahrhundert war dieser ganze aus dem Vollen schöpfende Überschwang des Barock und Rokoko fremd, ja geradezu unerträglich. Beeinflußt vom französischen Empire, erstrebte man im Klassizismus Einfachheit und Klarheit. Eine gewisse Kühle setzte sich durch, daneben eine Fülle neuer Formen: geometrische Muster, Bandschleifen, Lorbeerkränze und Girlanden, Urnen und die sogenannte Wirbelrose. Das Biedermeier behielt all diese Formen bei, doch wurde alles kleinteiliger, bescheidener. Obwohl mit den häufig vergoldeten, auf Konsolen stehenden und zum Teil recht großen plastischen Tierfiguren noch einmal eine neue, durchaus wirkungsvolle Variante des Gasthauszeichens populär wird, ist jener allgemeine Niedergang der Schmiedekunst schon vorgezeichnet, den die 2. Hälfte des 19. Jahrhunderts bringt und der auch vor den Wirtshausschildern keineswegs Halt macht. Die billigere Massenware einer

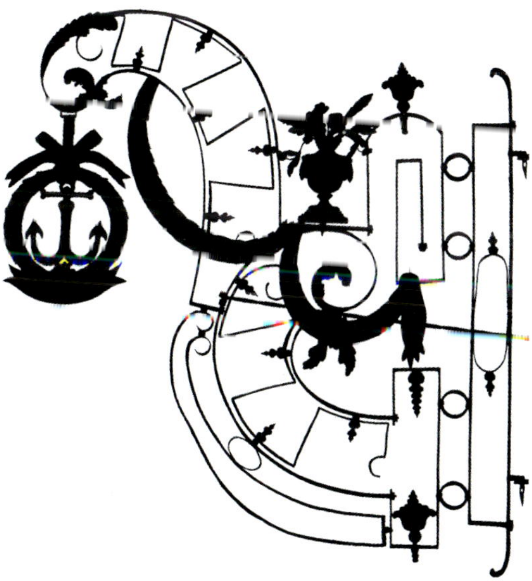

Der um 1840 entstandene Ausleger am Gasthof ›Goldener Anker‹ in Schmidmühlen ist mit seiner Blumenvase und den Blattgirlanden typisch für die Zeit des Klassizismus und Biedermeier.

industrialisierten Welt ist im Vormarsch: der in Serie hergestellte, inzwischen schon wieder geschätzte Eisenguß übernimmt die Rolle der handgeschmiedeten Einzelstücke. Soweit sie überhaupt noch gefertigt werden, vereinen sie ganz im Sinn des Historismus die unterschiedlichsten Stilformen miteinander. Oft wirken sie zu wuchtig und pomphaft überladen.

Danach trat eine auffallende Zäsur ein. Bezeichnenderweise wurde der Begriff der ›Schmiedekunst‹ erst in den Jahren nach dem Ersten Weltkrieg üblich, als man, wie so oft, erst im Verlust den Wert des vorher so Selbstverständlichen entdeckte. Mancher Ausleger und manches Schild wurde damals renoviert oder wanderte gar ins Museum. Manchmal entstand sogar bemerkenswert Neues. Dies gilt in weit höherem Maß für die Jahrzehnte nach dem Zweiten Weltkrieg, als Serienfertigungen und beleuchtete Namensschilder ihren, wie es scheint, unaufhaltsamen Siegeszug antraten. Und doch gibt es auch heute Brauereien, Hotel- und Gasthausbesitzer, die ihr überkommenes Wirtshausschild liebevoll und mit großem Verständnis für die alte Handwerkskunst pflegen. Mancher sucht und findet sogar einen Schmied, dem es gelingt, einen modernen, künstlerisch und handwerklich beeindruckenden Ausleger zu gestalten.

Obwohl die Schmiede bei ihren Arbeiten durchaus dem Zeitgeschmack folgten – auf dem flachen Land etwas später als in den Städten –, ist die zeitliche Einordnung der Ausleger oft gar nicht einfach. Hatten die Schmiede doch nicht allein den Geschmack ihrer Auftraggeber zu berücksichtigen, die manchmal noch schön fanden, was anderswo bereits als altmodisch galt. Oft kommen in den Wirtshausschildern auch ihre eigenen Vorstellungen und ihr unterschiedliches Können deutlich zum Ausdruck.

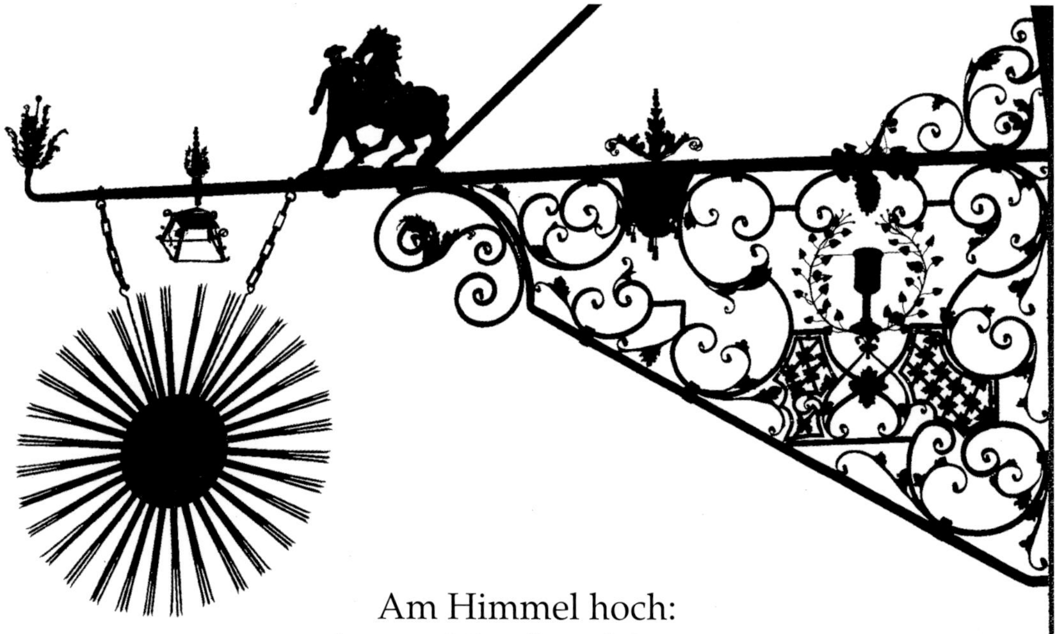

Am Himmel hoch: Sonne, Mond und Sterne

Als Spenderin von Licht und Wärme, von Leben und Fruchtbarkeit, gehört die ›unsterbliche Sonne‹ zu den Ur-Erfahrungen der Menschheit. Viele Naturvölker und frühe Hochkulturen verehrten sie als göttliches Wesen. Wie im Sonnengesang des Ägypters Echnaton gilt der Sonnengott oft als Schöpfer und Erhalter der Welt. Volksglaube und Volkskunst bewahren die Verehrung der Sonne bis in unsere Zeit und nicht umsonst gehört das Bild der ›frohen, lieben, gnädigen Frau Sunne‹ bis heute zu den beliebtesten Gasthauszeichen.

Auch der Mond wurde bei vielen Völkern als Gottheit verehrt. Sein stiller Gang über den nächtlichen Himmel, sein regelmäßiges Wachsen und Schwinden und sein in Ebbe und Flut so deutlicher Einfluß auf die Erde und ihre Lebewesen, haben das Denken und die Phantasie der Menschen von jeher beschäftigt. Die wechselnden Mondphasen regten zur Abgrenzung zeitlicher Abschnitte an, brachten uns den Montag, die Monate und den Kalender. Trotzdem ist der Mond, der seit den Türkenkriegen bevorzugt als Halbmond dargestellt wurde, auf Wirtshausschildern weit seltener zu sehen als die Sonne. Erscheint er zusammen mit einem Stern neben dem eigentlichen Motiv, so ist der Wirt willens, Reisende noch spät nachts aufzunehmen.

Auch allein ist der Stern – sechsstrahlig gilt er als Glücksbringer, achtstrahlig als Leitstern – ein beliebtes Gasthauszeichen, obwohl ihm im Brauchtum nicht die gleiche Bedeutung zukommt wie dem Mond oder der Sonne. Doch glaubte man, daß jeder Mensch am Himmel einen Stern hat, der bei seiner Geburt aufleuchtet und bei seinem Tod erlischt. Ein Stern führte die Weisen aus dem Morgenland. Sterne geleiteten Seeleute und Wanderer im Dunkel der Nacht. Kein schlechtes Zeichen für ein gastfreundliches Haus !

Obwohl zu Beginn des 18. Jahrhunderts entstanden, verkörpert der Aushänger am ›Gasthaus Sonne‹ im schweizerischen Willisau ganz den Stil der hölzernen Schilder des 16./17. Jahrhunderts: Rings um die Blumenvase füllen einfache Spiralranken das Dreieck zwischen waagrechtem Arm und Stützstab. Die von durchbrochener Rahmung umgebene Blechtafel des Bannerschilds ist bemalt und zeigt um die im Mittelpunkt stehende Sonne die Wappen der 13 alten eidgenössischen Ortschaften.

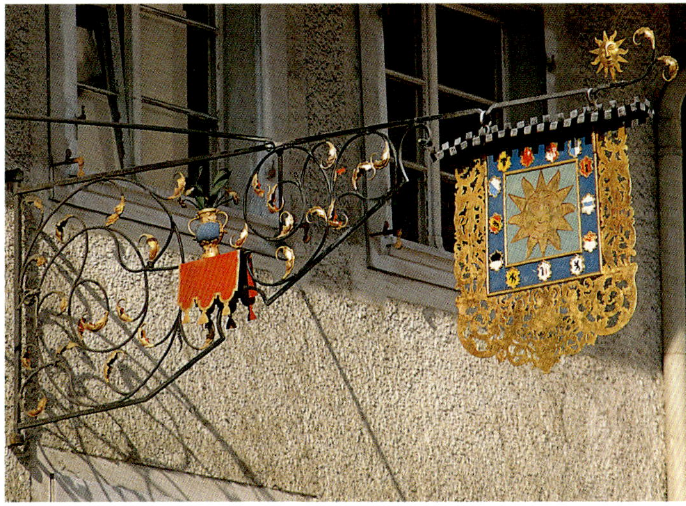

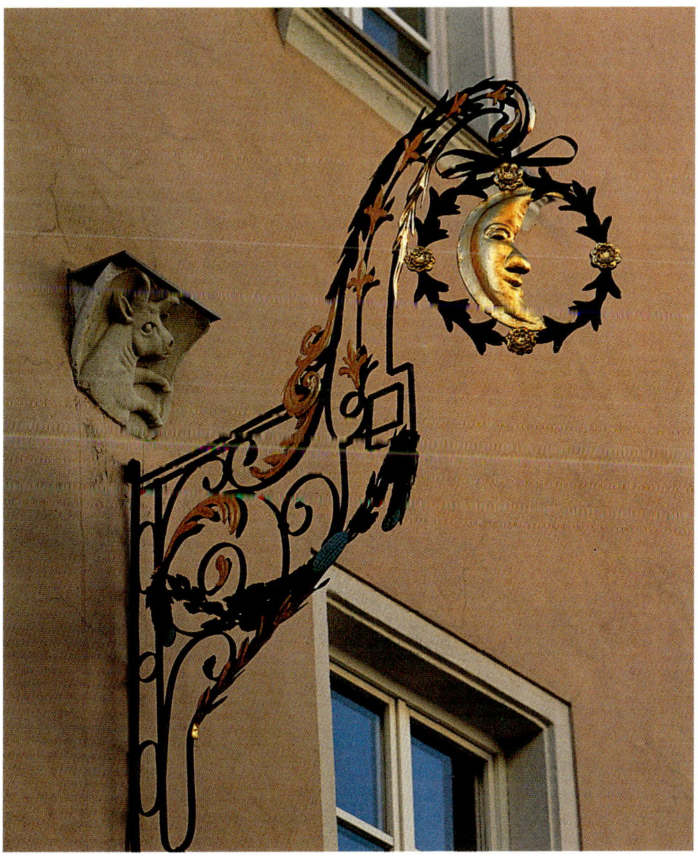

Schon im Jahr 1781 wird das ehemalige Gasthaus zum Mondschein im Südtiroler Sterzing als ›Wirts tafern zum Mondschein‹ bezeichnet. Das wesentlich ältere, an der Hauptstraße gelegene Haus – im 15. Jahrhundert war es im Besitz der Gewerkenfamilie Köchl, um 1700 gehörte es der Adelsfamilie Rafenstein – dient heute einem Geldinstitut.
Wohlerhalten ist der im späten 18. Jahrhundert entstandene Ausleger mit dem lächelnden Halbmond und der kleinen, zuunterst hängenden Traube.

Seit dem Anfang des 15. Jahrhunderts bezeugt, ist das jetzige ›Speiserestaurant Sonne‹ eines der ältesten Wirtshäuser der im Schweizer Kanton Luzern gelegenen Stadt Sursee. Wesentlich jünger ist der elegante, in der 2. Hälfte des 18. Jahrhunderts entstandene Ausleger: eine zierliche und gekonnte, ganz dem Rokoko gehörende Arbeit mit einer recht ungewöhnlichen, asymmetrischen Rahmung der strahlenden Sonnenscheibe.

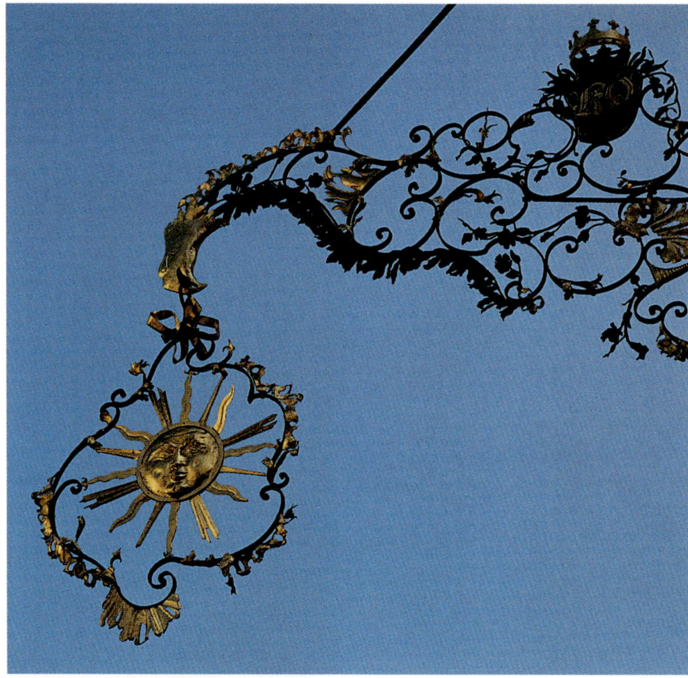

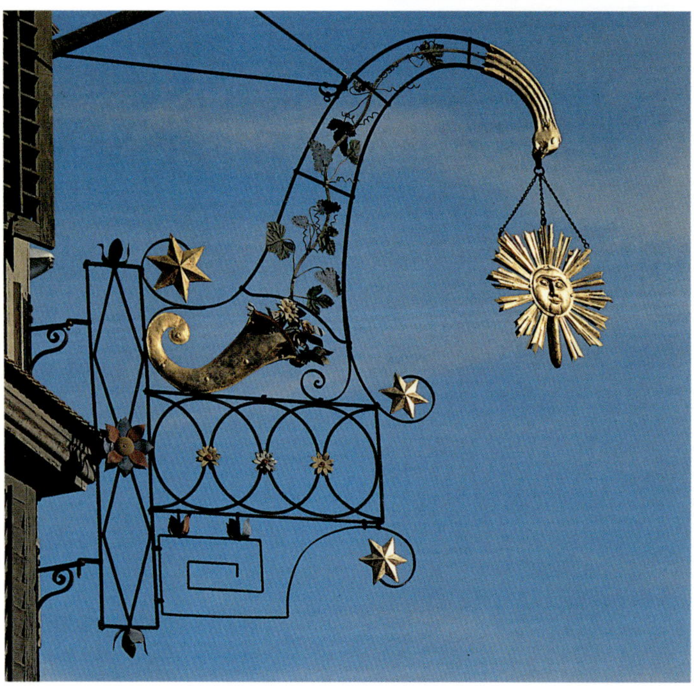

Der ›Landgasthof Sonne‹ in Bütschwil im Schweizer Kanton St. Gallen wurde um 1800 erbaut. Das Wirtshausschild mit der strahlenden Sonne, den Sternen und dem großen Füllhorn, aus dem eine Weinrebe emporrankt, dürfte in der 1. Hälfte des 19. Jahrhundert entstanden sein.

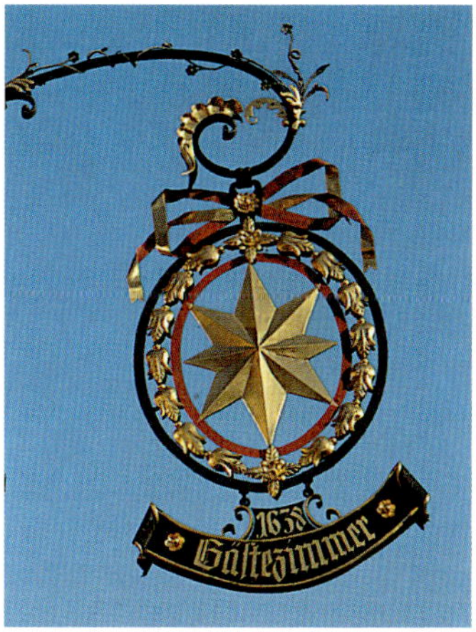

Seit dem Jahr 1638 besteht der ›Stern‹ in Bürgstadt. Der attraktive, jüngst renovierte Ausleger ist jedoch eine typische Arbeit der Zeit um 1800.

Das ›Gasthaus zum Stern‹ im schweizerischen Neuenegg wurde 1870 als Wirtschaft mit Tanzsaal errichtet. Um diese Zeit entstand auch der zierliche Ausleger.

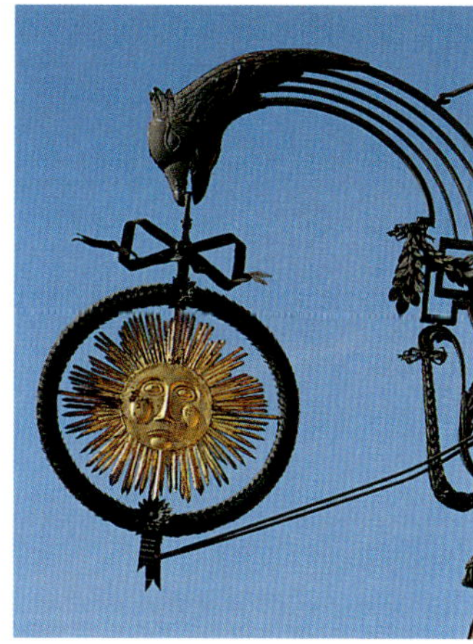

Der um 1800 entstandene Ausleger am jetzigen ›Hotel Frantz‹ im elsässischen Uffholz erinnert daran, daß sich das Haus früher ›Zur Sonne‹ nannte.

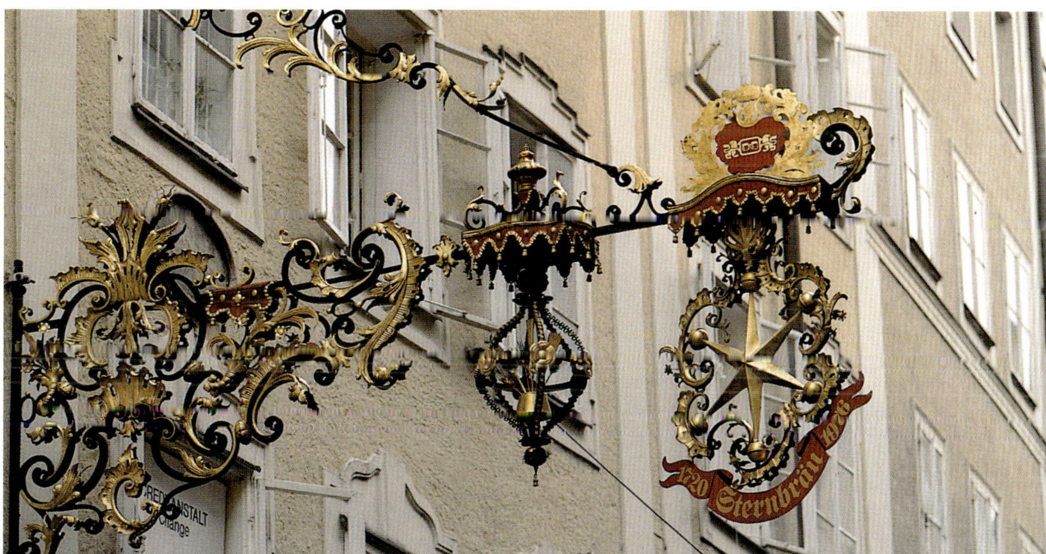

Die Jahreszahl 1720 auf dem Schild des ›Sternbräu‹ in Salzburg erinnert an die Gründung des Hauses. Der prachtvoll-aufwendige Ausleger – ein Höhepunkt der österreichischen Schmiedekunst des späten Barock – könnte von Philipp Hinterseer stammen, der um 1750 mehrfach in Salzburg tätig war.

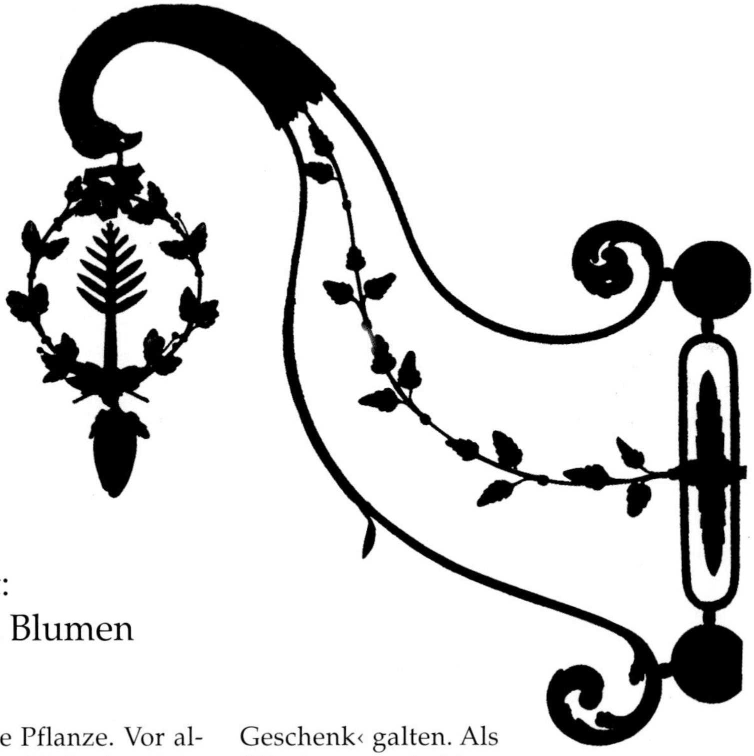

Es grünt und blüht: Bäume und Blumen

Geheimnisse umgeben die Pflanze. Vor allem der Baum, der in der Tiefe der Erde wurzelt und mächtig zum Licht des Himmels aufstrebt, wurde als Abbild des Kosmos erlebt. Ob als ›Baum der Wahrheit und Gerechtigkeit‹ (Gilgamesch-Epos), als immergrüne Weltesche Ygdrasil (Edda) und ›Baum der Erkenntnis‹ (Altes Testament), ob als Wohnung der Götter und Nymphen oder als Mittler zwischen Gott und Mensch: immer ist der Baum dank seiner oft Jahrhunderte überdauernden Lebenskraft Symbol steter Erneuerung und Inbegriff des Lebens. Versteckt in den Ursprungslegenden mancher Wallfahrt, als Maibaum und Weihnachtsbaum, vielleicht auch in so manchem Wirtshauszeichen, lebt der alte Baumkult weiter bis in unsere Zeit.

Ähnlich mag es mit den Blumen sein, die in ihrer Schönheit, ihren Farben und ihrem betörenden Duft als ›der Schöpfung reinstes Geschenk‹ galten. Als Wirtshaussymbol begegnet uns neben der meist stilisierten Lilie vor allem die schon von den Dichtern Persiens und Indiens besungene Rose: die Blume der Isis, der Aphrodite und des trunkenen Bacchus, die das antike Rom zum Sinnbild herrscherlichen Prunks machte. Römische Kaiser ruhten auf Rosenblättern, Rosen bekränzten die Zecher und bedeckten bei Gelagen den Boden. So groß war damals der Bedarf an Blüten, daß man Olivenhaine und Weizenfelder durch Rosenpflanzungen ersetzte.

Das Mittelalter machte Maria, die Gottesmutter, zur ›Rosa mystika‹, der man seine Verehrung mit den Gebeten des Rosenkranzes erwies. Auch sollten damals über den Tisch gehängte Rosen an gebotenes Schweigen erinnern. Ein Symbol der Liebe und der Lebensfreude blieb die Rose bis heute.

Das Haus des heutigen ›Restaurant Linde‹ in Laupen bei Bern wurde 1840 als Wohnhaus des Amtsgerichtsschreibers erbaut und wohl schon im 19. Jahrhundert als Wirtschaft genutzt.
Der Ausleger mit dem gut erhaltenen barocken Tragarm befand sich ursprünglich am ›Gasthof Bären‹ in Gümmenen und kam erst nach dem 2. Weltkrieg nach Laupen. Damals ersetzte man das Schild mit dem Bären durch den stilisierten Lindenbaum.

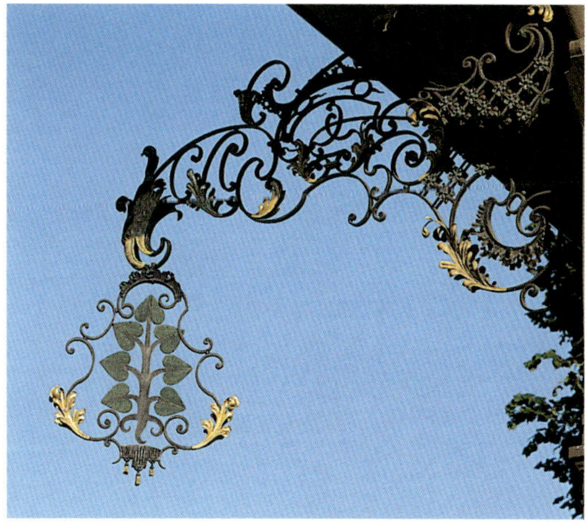

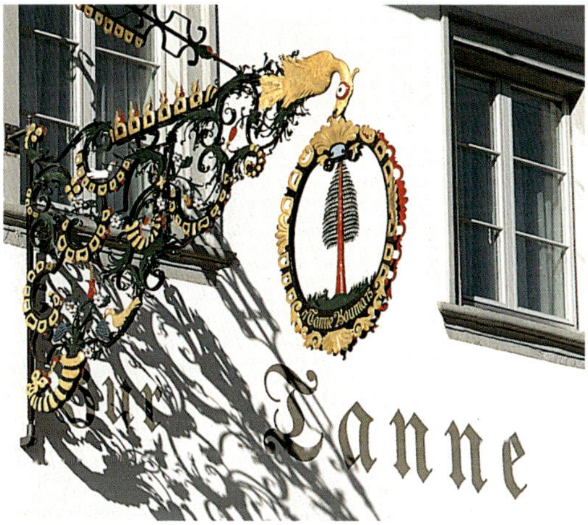

Der Ausleger am ›Gasthaus Tanne‹ im schweizerischen Bauma entstand mit seiner farbigen Rokoko-Ornamentik im Jahr 1775. Er ist damit etwas älter als der nach dem Brand von 1787 wiedererrichtete Gasthof.

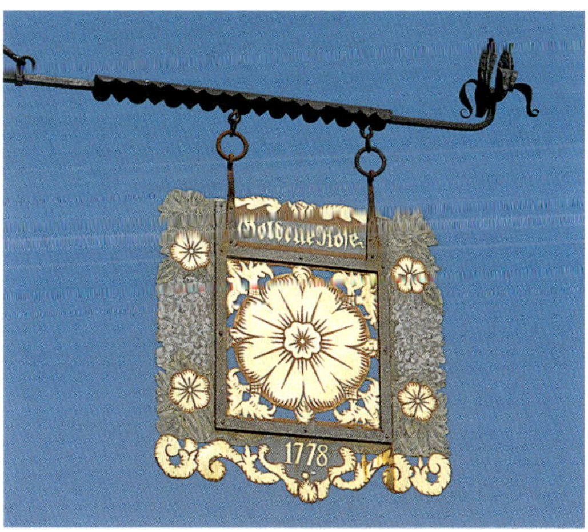

Seit 1778 besteht der ›Gasthof Goldene Rose‹ in Rothenburg o.T. Das jetzige Bannerschild ist eine originalgetreue Nachbildung des damals entstandenen Wirtshauszeichens.

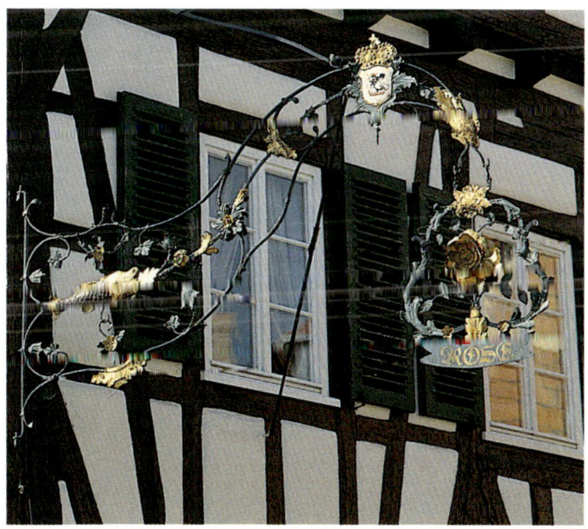

Der stattliche Fachwerkbau des jetzigen ›Gasthaus zur Rose‹ in Großbottwar wurde im Jahr 1640 als Gasthof ›Zum weißen Rößl‹ errichtet. Seither dient er den Gästen. Gewechselt hat um 1770 / 1780 nur der Name. Um diese Zeit entstand auch der attraktive Ausleger mit dem goldenen Fisch, dem Wappenschild und der vielblättrigen Rose im grünen Kranz.

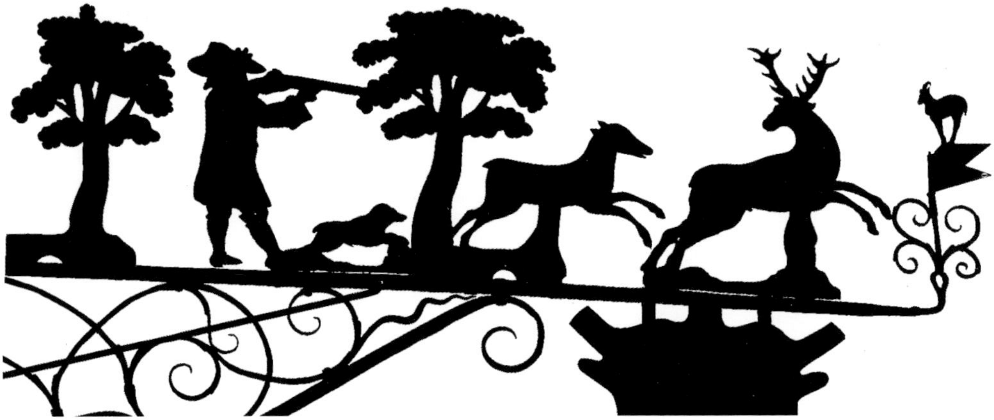

In Wald und Gebirge: allerlei Getier

Eine Jagdszene mit Jäger und Hunden und springendem Hirsch ist als Ausleger höchst selten. Umso häufiger sind Wirtshausschilder, die einzelne Tiere zeigen: Gemse oder Steinbock, einen Hasen, vor allem aber einen Hirsch, der majestätisch ruht, gravitätisch einherschreitet oder zu einem mächtigen Sprung ansetzt.

Steinzeitliche Felsbilder und die kultische Bedeutung, die dieses Tier bei den Hethitern, bei Griechen, Kelten und Germanen hatte, auch seine häufige Erwähnung in der Bibel, zeigen den Hirsch als ein Sinnbild der Jagd und der Natur, vor allem aber als frühes, durch alle Zeiten weitergetragenes Symbol des sich immer wieder erneuernden Lebens.

Auch wenn die einzigartige Rolle in Vergessenheit geriet, die der Hirsch als mythisches Tier einst einnahm, als Lichtträger und Hüter des Heiligen Quells, als Führer und Beschützer auf dem Weg ins Totenreich, so lebt der alte Glaube doch in den Legenden der beiden Schutzpatrone der Jäger, der hll. Eustachius und Hubertus, weiter: Soll ihnen doch auf der Jagd ein Hirsch erschienen sein, der zwischen den Stangen des Geweihs einen von strahlender Helligkeit umgebenen Gekreuzigten trug. Auffallend häufig befassen sich auch Volkskunst und Volksglaube mit dem Hirsch, der als Spender zahlreicher magischer Schutz- und Heilmittel galt.

Ähnliche Bedeutung wie dem Hirsch kamen in den Alpenländern dem Steinbock zu, diesem Symbol männlicher Kraft, und der Gemse, deren Schnelligkeit, Klugheit und ausgeprägten Herdensinn man bewunderte. Man rühmte die giftabwehrende Eigenschaft des Steinbockgehörns und den Schutz, den ›Gamskrickelmesser‹ gegen Geister und Unholde versprachen, sah in den ›Gamskugeln‹ ein wirksames Amulett für Freischützen, Gebärende und Verhexte und im ›Gamsbart‹, der bis heute zur alpenländischen Tracht gehört, ein magisches Symbol männlicher Kraft und Stärke.

Weit seltener als der Hirsch findet sich auch der Hase, der als Osterhase noch immer ein Sinnbild der Fruchtbarkeit ist, auf Wirtshausschildern: am ehesten in Form des rätselhaften, seit gotischer Zeit beliebten Motivs von den ›3 hasen und 3 ohren, hat keiner eins verloren‹.

Der aus dem 17./18. Jahrhundert stammende ›Gasthof Goldener Hirsch‹ in Dinkelsbühl würde unter all den anderen stattlichen Giebelhäusern der Stadt kaum auffallen. Recht ungewöhnlich aber ist das Symbol des Hauses: dieser fast lebensgroße goldene Hirsch mit seinem weit ausladenden Geweih, der seit dem frühen 19. Jahrhundert auf der steinernen Konsole über dem Eingang thront.

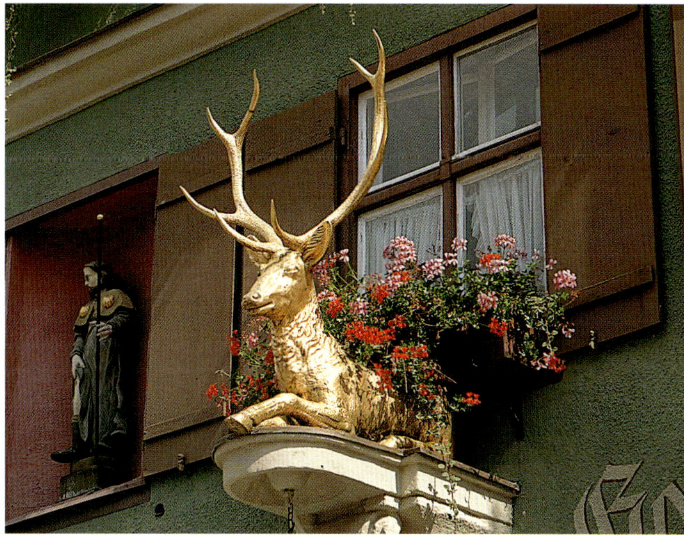

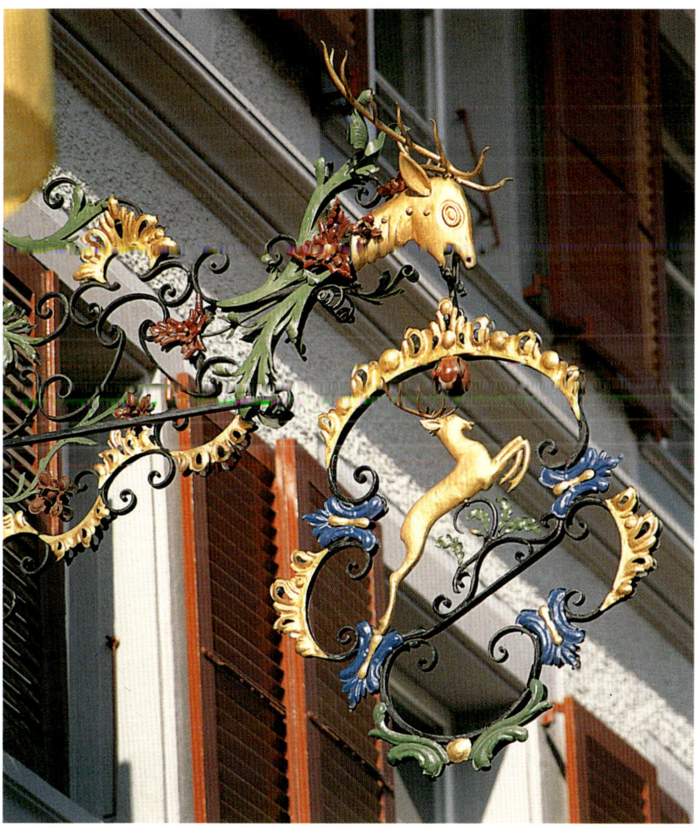

Das heutige ›Hotel Hirschen‹ gehört zu jenen ursprünglich zwölf Gasthöfen der schweizerischen Stadt Willisau, deren Tavernenrechte bis ins 16./17. Jahrhundert zurückreichen. Prächtig ist der erst um die Mittte des 18. Jahrhunderts entstandene Ausleger mit seinem farbig gefaßten Rokokodekor und dem ungewöhnlichen, vergoldeten Hirschkopf, der die Rocaillekartusche mit dem plastisch gearbeiteten, zu einem mächtigen Sprung ansetzenden Hirsch trägt.

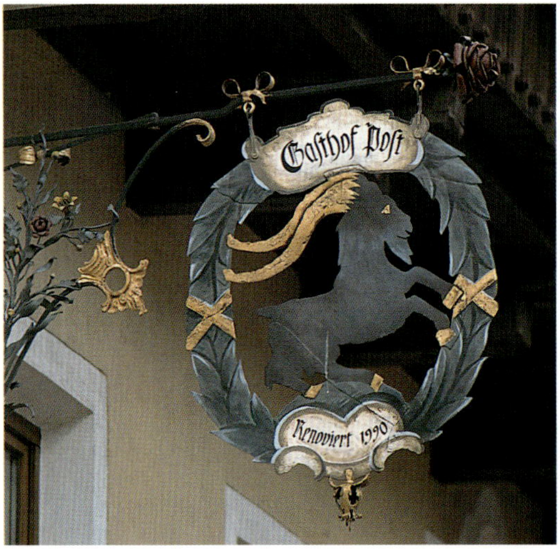

Der 1909 entstandene Ausleger am jetzigen ›Gasthof Post‹ in Silz in Tirol zeigt ganz zu Recht einen springenden Steinbock. Hat man doch Mitte des 19. Jahrhunderts die Postlizenz dem damaligen ›Gasthof zum Steinbock‹ übertragen, in dessen großen Stallungen die Postpferde schon immer eingestellt wurden.

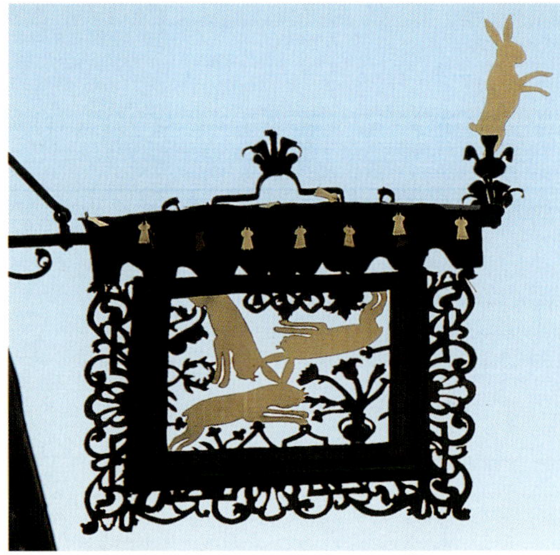

Erster Wirt des heutigen ›Hotel-Restaurant Drei Hasen‹ in Michelstadt war der Metzgergeselle Johannes Schrater, der im Jahr 1685 das Anwesen erwarb. Aus dieser Zeit dürfte auch das eindrucksvolle Bannerschild mit seiner vielfältig deutbaren Symbolik stammen.

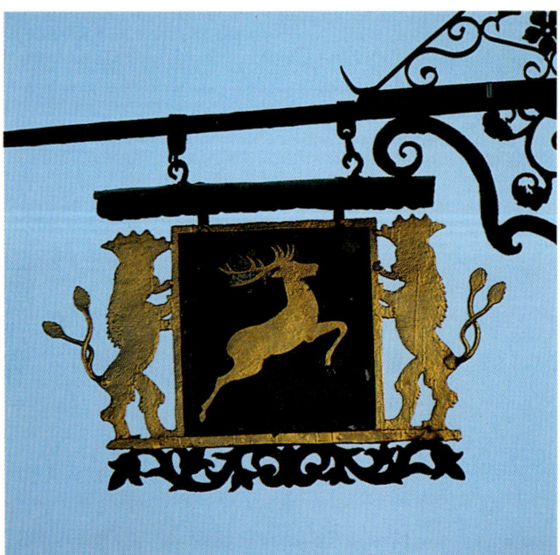

Um 1730 entstand das interessante Bannerschild des Gasthofs ›Goldener Hirsch‹ im oberpfälzischen Hirschau.

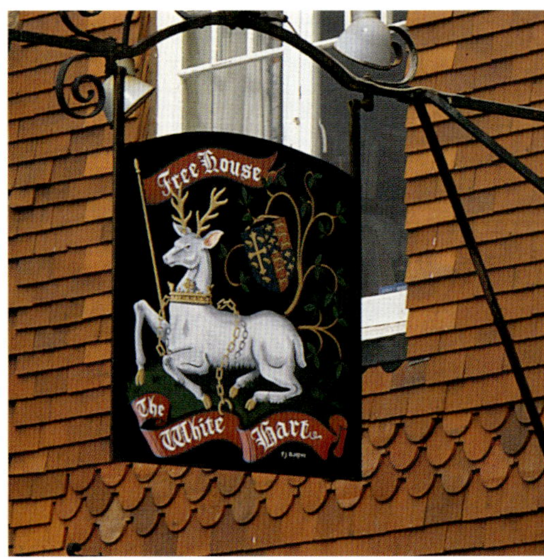

Recht typisch für die Wirtshauszeichen Englands ist das gemalte Schild am Gasthaus ›The White Hart‹ in Arundel / Sussex.

Im Jahr 1517 wurde das Haus des jetzigen Restaurants ›Goldener Hirsch‹ in Innsbruck erstmals genannt. 1633 ist dann von der wohl zwei Jahre vorher begründeten ›Eggwirtsbehausung, Hofstatt und Stallung zum gulden Hirschen‹ die Rede. Der ausnehmend qualitätvolle Ausleger mit seinem akanthusbesetzten, verschlungenen Bandlwerk und dem goldenen, springenden Hirsch, der so plastisch im überdachten Rechteck des eigentlichen Schildes steht, entstand allerdings erst im frühen 18. Jahrhundert.

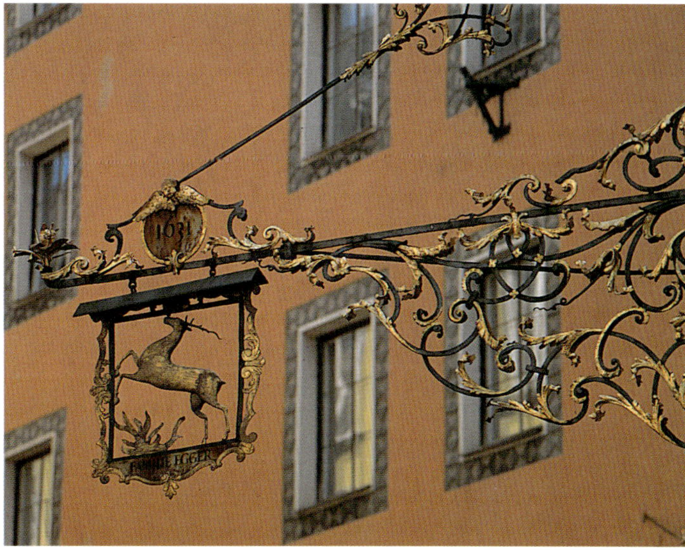

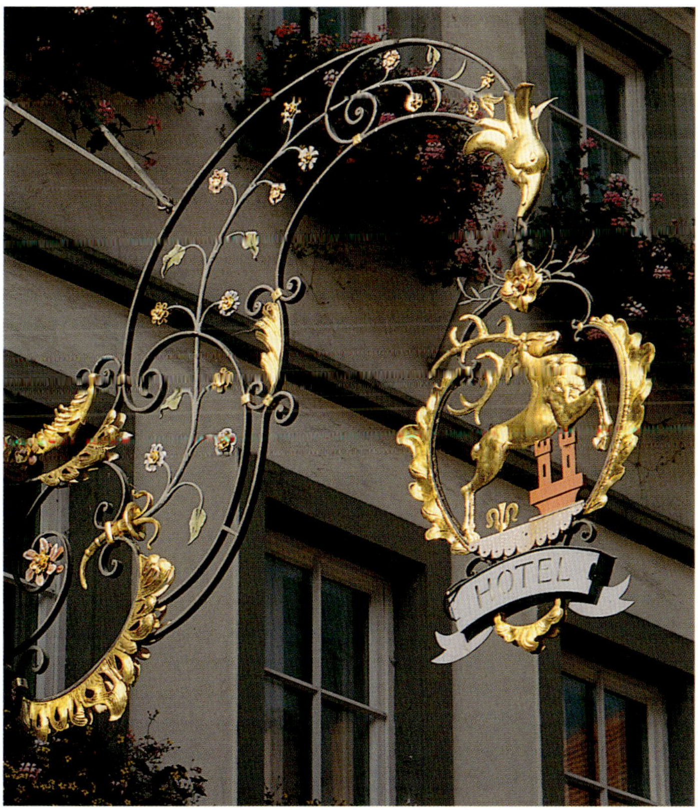

Schon im Jahr 1776 gab es in Rothenburg o.T. eine Schenke mit dem Namen ›Goldener Hirsch‹. Das Haus wurde mehrfach verändert. Erhalten aber ist der damals entstandene, erneuerte und dem jetzigen ›Hotel goldener Hirsch‹ dienende Ausleger mit dem prächtigen Zehnender, der zu einem mächtigen Sprung über das Rothenburger Stadtwappen ansetzt.

Bewundert und gefürchtet: Bär und Wolf

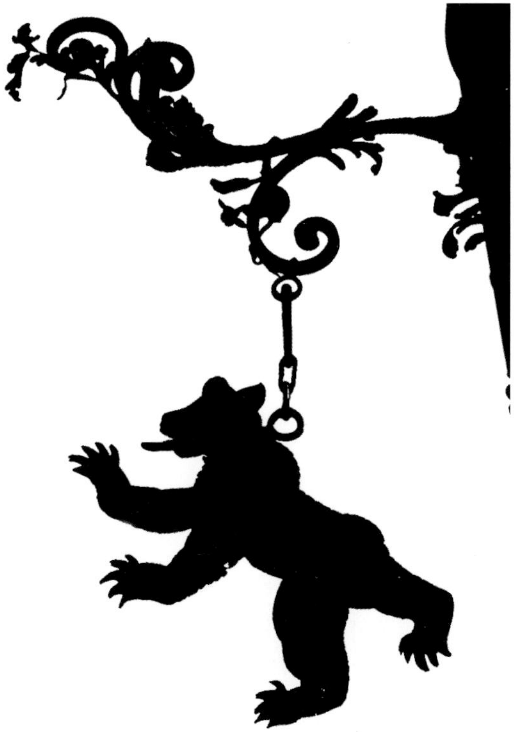

Der Bär zählt zu den ältesten Jagdtieren der Menschheit. Da er jedoch aufrecht gehend dem Menschen ähnelt, war er vor allem in nordischen Ländern von alters her ein kultisch verehrtes, ein heiliges Tier. Manchmal glaubte man, daß der Mensch vom Bären abstammt, immer galt er als mächtiger Herrscher über all die anderen Tiere und als ein höheres Wesen, ›dem menschlicher Verstand und die Stärke von zwölf Männern einwohnen‹. Bei Riten und Festen und in den zahlreichen Liedern, die sich mit ihm befassen, spricht man von ihm als Großvater, als Altvater und Pelzvater, als Honigesser oder Waldkönig, galt sein Name doch als tabu. Überzeugt war man auch, daß man sich nach gelungener Jagd geziemend zu entschuldigen habe. Mancherorts klagten und weinten die Frauen um den erlegten Bären wie um einen lieben Toten. Oft wurde der Schädel als Sitz der Seele des Bären an heiliger Stätte begraben.

Auch in unserem Kulturkreis galt der Bär als Herr des Waldes und – bis ins 9. Jahrhundert – als König der Tiere. Gejagt und gefürchtet, aber auch geachtet und geliebt, taucht er in zahlreichen Märchen und Sagen, im Brauchtum und in so mancher Redensart auf. Zähne und Klauen verwendete man als Amulett. In der Volksmedizin wurde Bärenfett hoch geschätzt, soll es doch Schmerzen vertreiben, Wunden heilen und neue Kräfte verleihen. Überhaupt gilt der Bär als Sinnbild der Stärke und Überlegenheit. Vielleicht trugen im römischen Heer die Feldzeichenträger deshalb Bärenfelle und vielleicht hat man den Bären deshalb schon früh und gern als Wappentier gewählt. Sicher ist, daß er im Alpenraum bis heute eines der beliebtesten Wirtshauszeichen ist.

Weit weniger häufig findet sich das heilige Tier Wotans, der Wolf, auf einem Gasthausschild, obwohl er doch vor Unglück schützen soll. Zu tief verwurzelt ist wahrscheinlich die Erinnerung an den Werwolf, an diese im Brauchtum weiterlebende Schreckgestalt zahlreicher Märchen und Legenden.

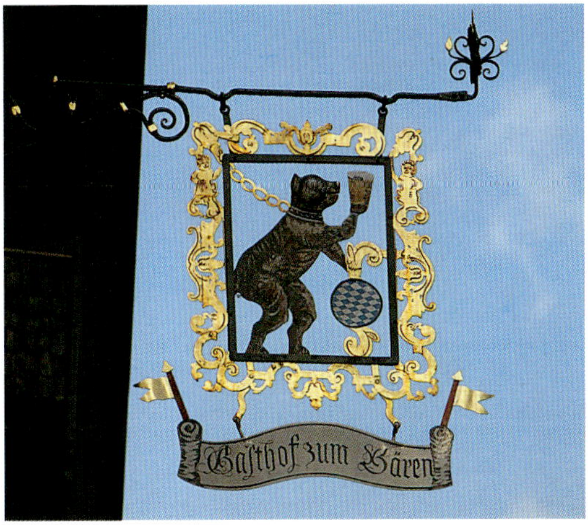

Der ›Gasthof zum Bären‹ in Eglofs ist einer der ältesten weitum. Das prachtvolle Bannerschild verweist auf die lange Zugehörigkeit zu Bayern.

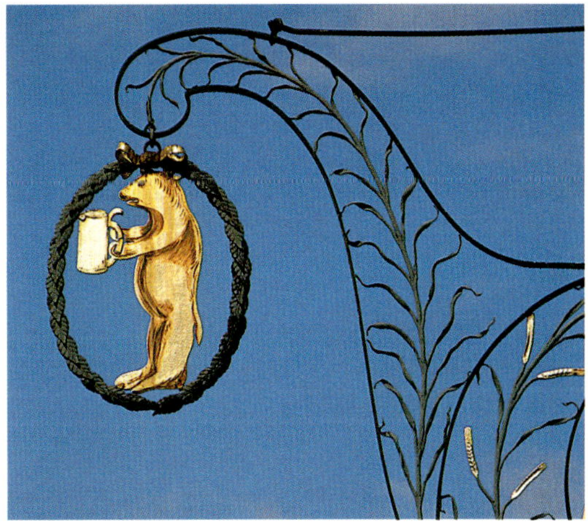

Der moderne Bär am ›Brauerei-Gasthof Winkler‹ in Berching erinnert an die 1826 gegründete Bärenbrauerei.

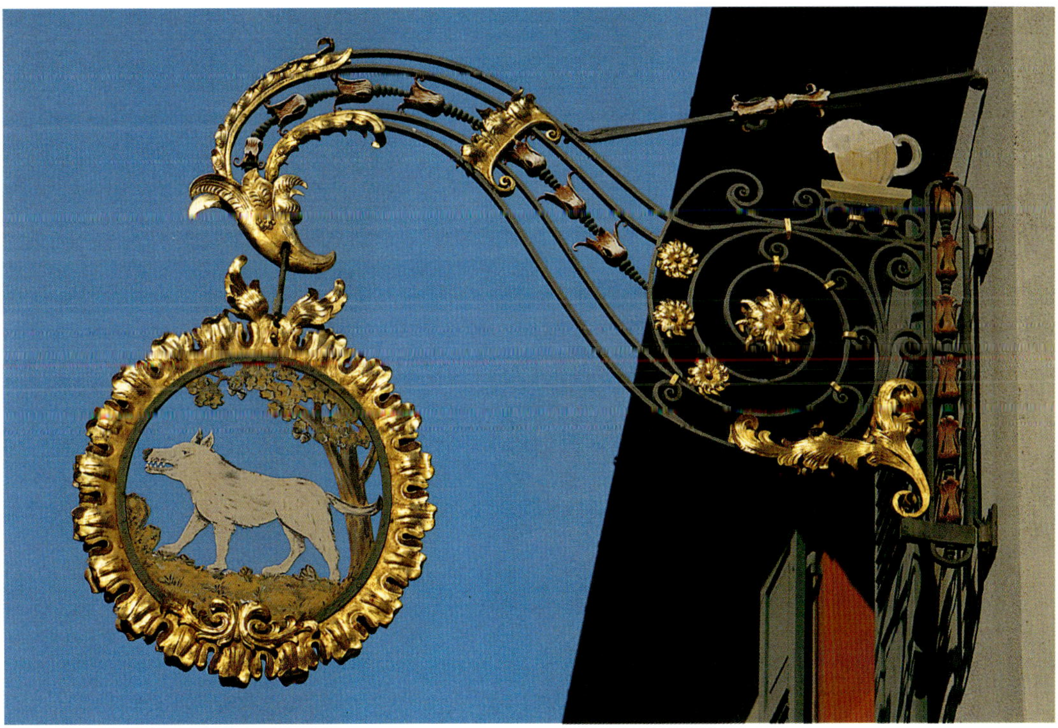

Im Jahr 1801 ist in Freiburg im Breisgau zum erstenmal von der ›Wirtschaft zur Wolfshöhle‹ die Rede.

Der prächtige, renovierte Ausleger dürfte knapp hundert Jahre später entstanden sein.

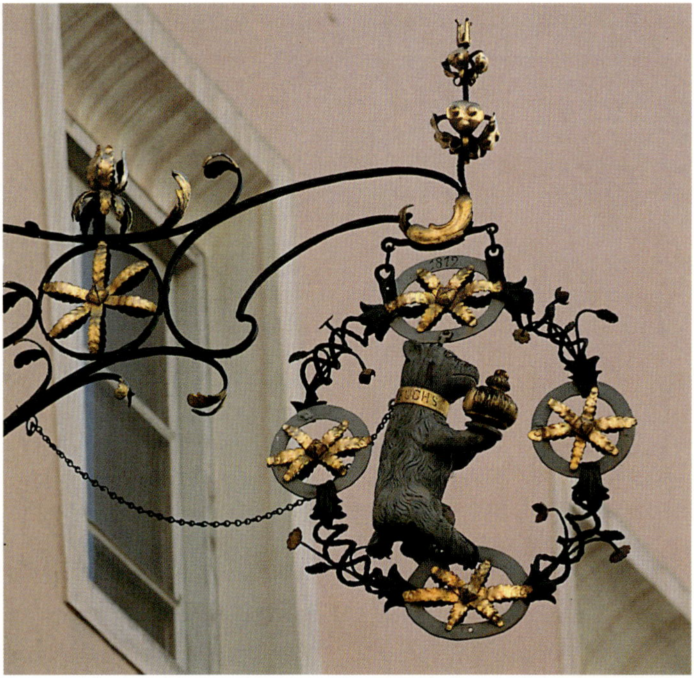

Die verkehrsgünstige Lage in der Weite des letzten Talkessels vor dem Hauptkamm der Alpen machten Sterzing früh zu einer der bedeutendsten Fuhrmannsstationen südlich des Brenners. Kein Wunder, daß die Zahl der Gasthöfe ungewöhnlich hoch war und bei den Wirten nicht selten mehr als 50 Pferde im Stall standen.
Erst in jüngster Zeit hat man einige der alte Wirtshäuser aufgegeben, darunter das ›Gasthaus Bär‹. Der Bau mit seinem marmornen Rundbogenportal und dem zweigeschossigen Erker stammt im Kern noch aus dem 16. Jahrhundert, wurde jedoch um 1800 weitgehend erneuert. Um diese Zeit entstand auch der Ausleger mit dem ungewöhnlich gestalteten Kranz und dem Bären an der Kette.

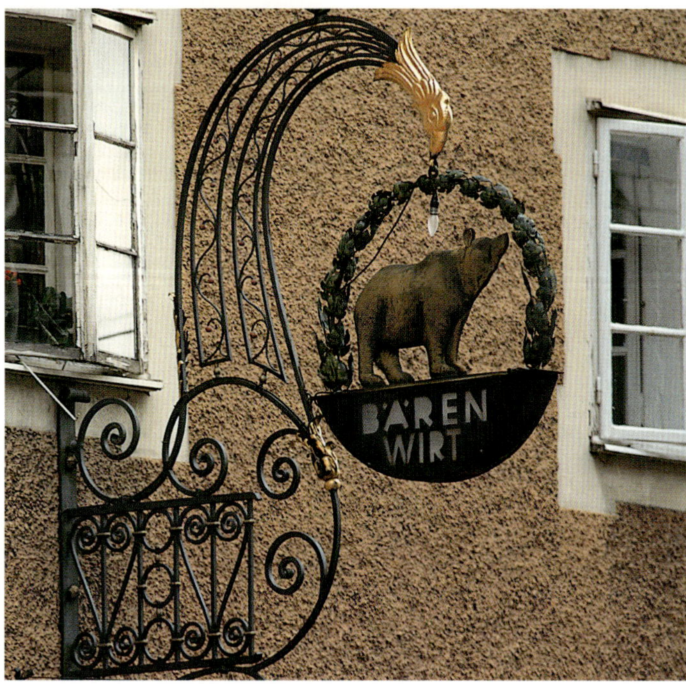

Der ›Bärenwirt‹ in Salzburg besteht seit dem Jahr 1633. Genau hundert Jahre älter ist das am Abzweig des Bärengäßchens gelegene Eckhaus: eine im wesentlichen mittelalterliche, für die Stadt Salzburg charakteristische Anlage und bis heute eine bei Künstlern und anderen Prominenten beliebte Speisegaststätte.
Der Ausleger ist modern erneuert. Doch dürfte zumindest der recht naturalistisch gesehene Bär, der dem Gasthaus den Namen gab, schon gegen 1850 entstanden sein.

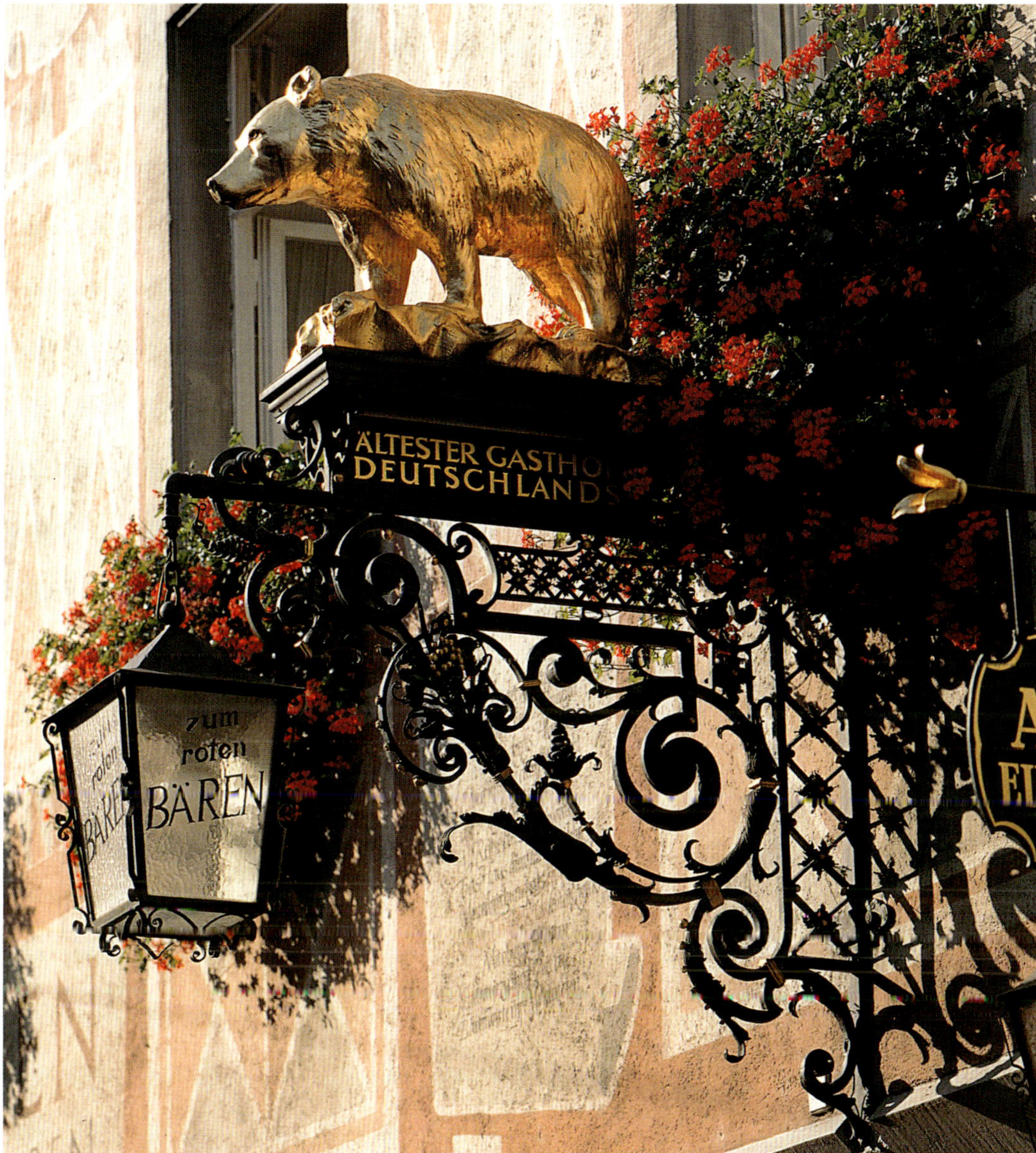

Die Fundamente des ›Hotel Bären‹ in Freiburg stammen noch aus der Gründungszeit der Stadt um das Jahr 1120. Spätestens seit 1387 sind die Wirte des einstigen Gasthauses ›Ze dem Roten Bern‹, das als eines der ältesten Deutschlands gilt, lückenlos nachweisbar.
Das heutige Wahrzeichen des Hauses – ein vergoldeter, naturalistischer Bär auf aufwendig gearbeiteter Konsole – ist eine typische Arbeit des ausgehenden 19. Jahrhunderts.

Vogel der Könige und Götter: der Adler

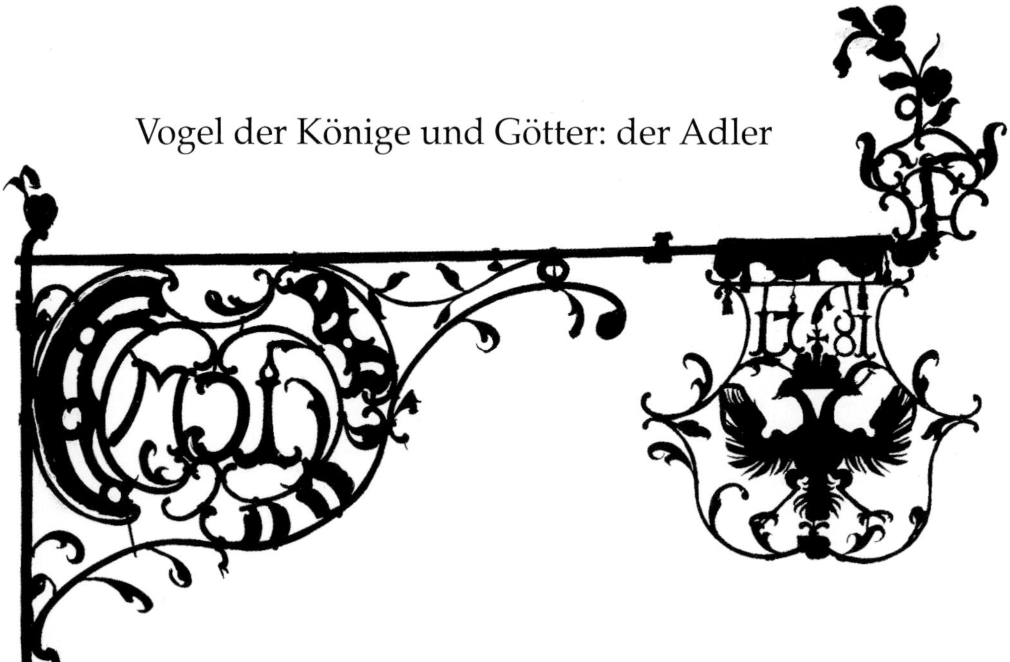

Von alters her kreisen Mythen und Legenden um den Adler, dessen Kult Alexander der Große von den Persern übernahm. Bei den Römern, die glaubten der Adler wage es als einziges Tier in die Sonne zu schauen, trug er die Seelen der Kaiser zu den Göttern empor. Im Christentum wurde er zum Symbol des Evangelisten Johannes und Sinnbild der Liebe Gottes. Immer galt er als Inbegriff von Großmut, Stärke und Kühnheit, vor allem aber als Symbol göttlicher wie weltlicher Macht und Herrschaft. So diente der Adler früh als Staats- und Heereszeichen. Rom machte ihn als Sinnbild Jupiters endgültig zum heiligen Zeichen kaiserlicher Macht und zum Symbol des Reiches, zeigte ihn auf Zepter und Helm und als Feldzeichen der Legionen, die ihre Unterkünfte bevorzugt ›ad aquilam‹ zu nennen pflegten.

Karl der Große brachte den römischen Adler nach Mitteleuropa, wo er neben dem Löwen zum beliebtesten Wappentier wurde. Bald fand sich der Adler, der als Hauswappen regierender Fürsten einen Brustschild trägt, überall, wo Kaiser und Könige oder ihre Beamten Hoheitsrechte ausübten. Zur Unterscheidung vom einköpfigen Königs-Adler übernahm Kaiser Sigismund nach seiner Krönung im Jahr 1433 den Doppeladler in das Wappen des Heiligen Römischen Reiches Deutscher Nation. Als Zeichen allerhöchster Würde trägt er Zepter, Schwert und Reichsapfel in den Fängen. Über seinen beiden, von einem Nimbus umgebenen Köpfen schwebt die Krone. Seit Kaiser Friedrich III. wurde ihm der österreichische Bindenschild, seit Maximilian I. das österreichisch-burgundische und später das vollständige Hauswappen des jeweiligen Kaisers aufgelegt. Unter Franz II. von Österreich kamen auch noch die beiden kaiserlichen Kronen hinzu.

Als Gasthauszeichen ist der Adler vor allem im Alpenraum recht häufig. Er beweist, daß der Wirt als Posthalter eine bevorzugte Stellung einnahm oder sich besonderer fürstlicher Gunst erfreuen konnte.

Ganz schlicht gearbeitet sind Trägerarm und Stütze des Auslegers von 1752 am ›Gasthaus zum schwarzen Adler‹ in Kraftshof bei Nürnberg. Besonders schön aber ist das beidseitig bemalte Bannerschild aus Eisenblech mit dem doppelköpfigen Adler, der breiten durchbrochenen Rahmung und den kleinen Wappenschilden. Das Schwert auf rotem Grund ist das Wappen der einst in Kraftshof ansässigen Nürnberger Patrizierfamilie Kress von Kressenstein, die auch das dortige Kirchenpatronat und die Gemeindeherrschaft inne hatte.

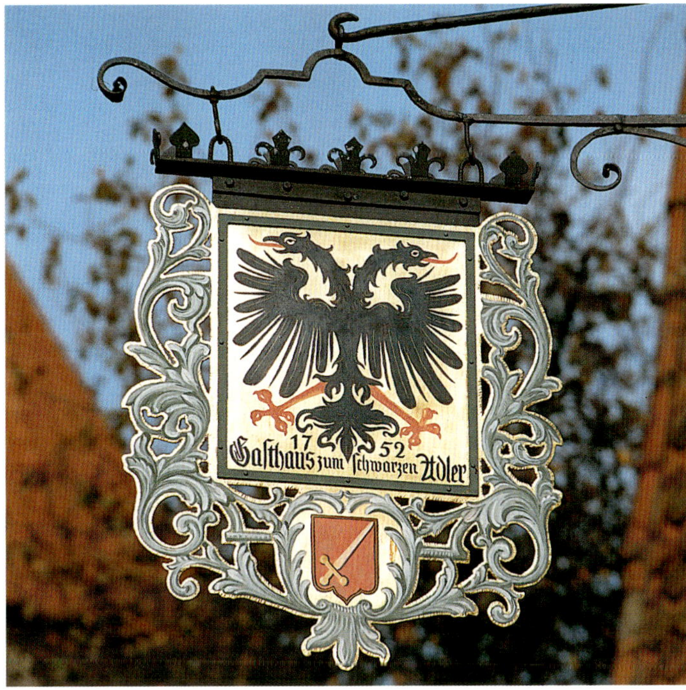

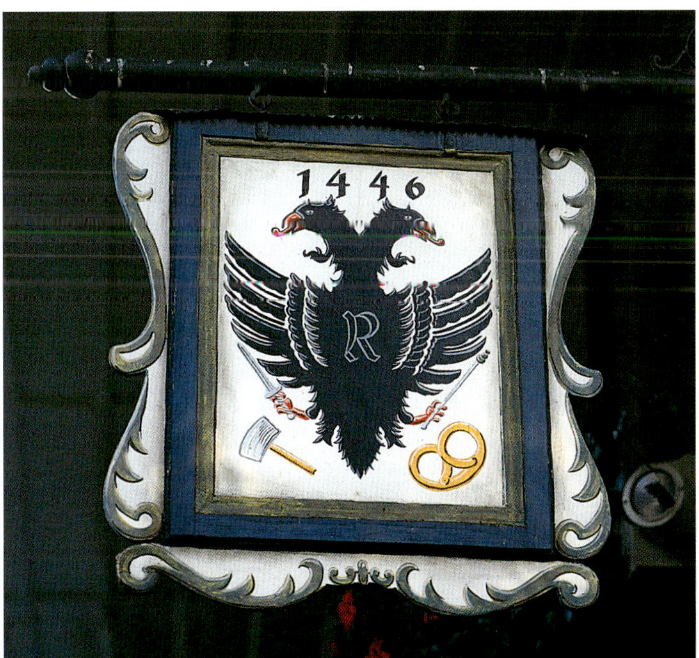

Das beidseitig bemalte hölzerne Bannerschild am Nebenhaus des jetzigen ›Parkhotel Adler‹ in Hinterzarten erinnert an eine lange, ereignisreiche Geschichte. 1446 zum erstenmal erwähnt, brannte das ›Wirtshaus in der Zarten‹ am Sankt Dionysius-Tag des Jahres 1525 nieder, wurde wieder aufgebaut und diente von da an durch alle Jahrhunderte seinen Gästen. Auch die spätere französische Königin Marie-Antoinette übernachtete hier im Jahr 1770 auf der Fahrt zu ihrer Hochzeit in Paris.
Mit Beil und Brezel verweist das erneuerte Schild mit seiner einfachen Rahmung auf die hauseigene Metzgerei und Bäckerei, mit dem großen R an die Besitzerfamilie Riesterer.

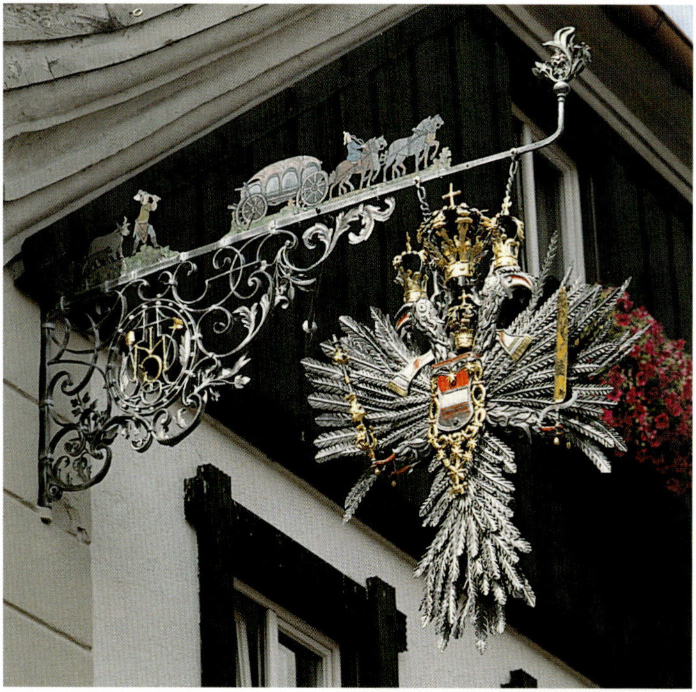

Spätestens seit 1750 ist die ›Adler-Post‹ in Hindelang Gasthof. Weit länger befindet sich das ursprünglich bäuerliche, urkundlich 1446 erstmals genannte Anwesen im Besitz der gleichen Familie. Das Haus mit seiner Posthalterei, das später die Wittelsbacher sehr schätzten – vor allem Prinzregent Luitpold war häufig zu Gast – war im Jahr 1770 eine der Stationen auf der Fahrt Marie-Antoinettes von Wien nach Paris zu ihrer Hochzeit mit dem Dauphin. Vielleicht trägt der bekrönte Doppeladler des prächtigen Auslegers deshalb nicht allein Zepter und Schwert, sondern auch noch ein vom Orden des Goldenen Vlieses umgebenes Brustschild mit dem Wappen der Habsburger.

Ungewöhnlich lang ist die Liste erlauchter und bekannter Persönlichkeiten, die seit 1390, seit der Gründung eines der ältesten Gasthöfe der Stadt, im heutigen ›Hotel Goldener Adler‹ in Innsbruck einkehrten. Kaiser und Könige zählen zu ihnen, aber auch Musiker und Dichter wie Vater und Sohn Mozart, Niccolo Paganini, Johann Wolfgang von Goethe, Heinrich Heine und Jean Paul Sartre. Während des Tiroler Freiheitskampfes hielt Andreas Hofer an einem Fenster des ersten Stockes seine berühmte, mitreißende Rede. Prächtig wie das ganze Haus ist auch der Ausleger aus der Zeit der ausgehenden Renaissance mit dem erneuerten Bannerschild, in dessen wappengeschmücktem Rahmen ein in Blech getriebener, goldener Doppeladler glänzt.

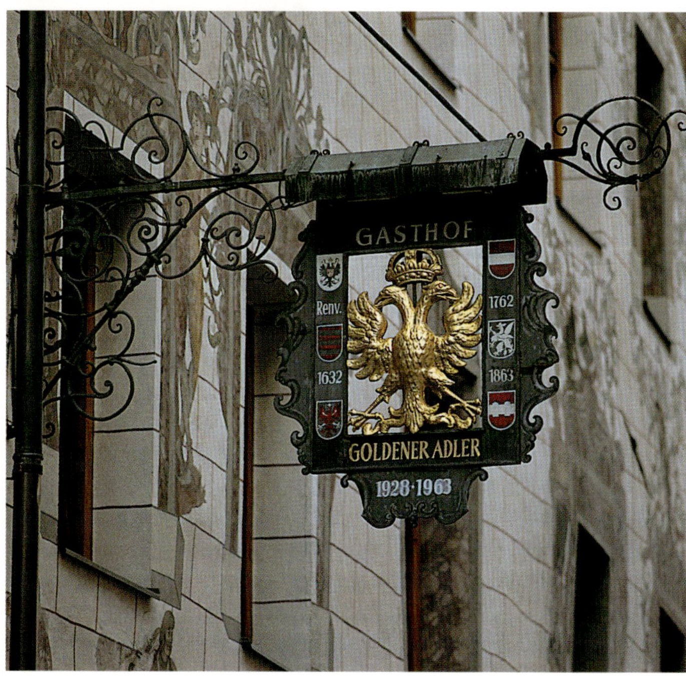

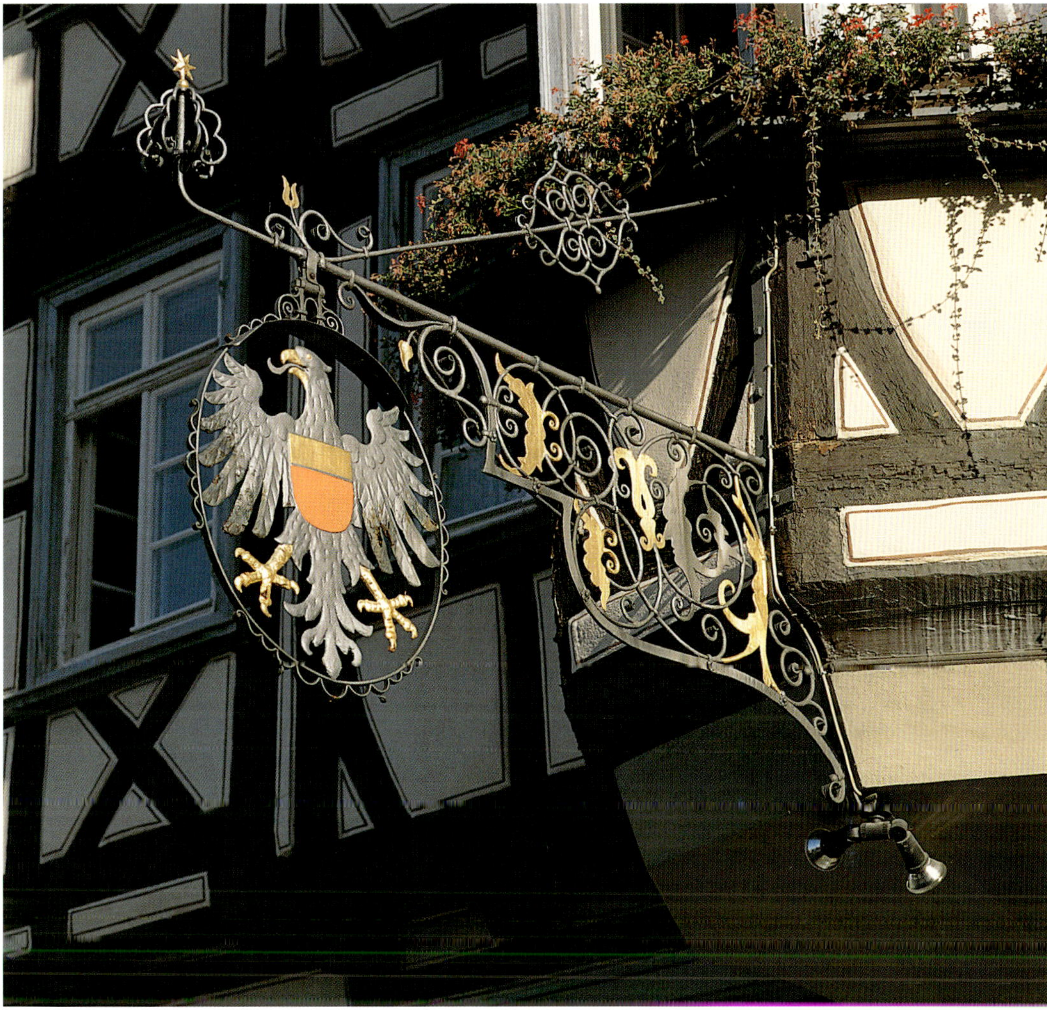

Der ›Gasthof Goldener Adler‹ in Schwäbisch Hall hat trotz der Veränderungen des 18. und 19. Jahrhunderts mit seinem schönen Erker und seinem Fachwerk viel vom gotischen Bau der Zeit um 1550 bewahrt. Im Hinterhaus, ursprünglich ein Sitz der Unmaßen von Altenhausen aus den Jahren um 1315 mit großer Erdgeschoß-Halle, verbirgt sich sogar eines der ältesten Fachwerkhäuser der Stadt. Zu besonderer Bedeutung kam der Gasthof vom späten 16. Jahrhundert an: Gab der Rat der Stadt doch nach 1586 im › Goldenen Adler‹, seine offiziellen Empfänge. Auch logierte er dort seine vornehmsten Gäste ein.
Das moderne Wirtshausschild mit dem Adler, der im Wappen die Farben der Stadt zeigt, orientiert sich mit den vergoldeten, manieristischen Blechschnitt-Grotesken und der Bevorzugung von Rundstäben an Arbeiten der Zeit um 1700.

Lang ist die Geschichte des ›Gasthof Adler‹ in Großholzleute bei Isny. Schon 1409 wird die Wasserburg, die sich Syrg von Syrgenstein errichtet hatte, als Amtshaus bezeichnet. Später diente der 1590 erweiterte Bau der Fürstlich Thurn und Taxisschen Post und im Jahr 1714 entstehen Reichspoststall und Tafernwirtschaft ›Zum Adler‹.
Der zierliche, im späten 18. Jahrhundert entstandene Ausleger mit seinem bekrönten Doppeladler erinnert eher an die Zeit der österreichisch-ungarischen Donaumonarchie, als Kaiserin Maria Theresia und ihre Tochter Marie-Antoinette hier Quartier nahmen.

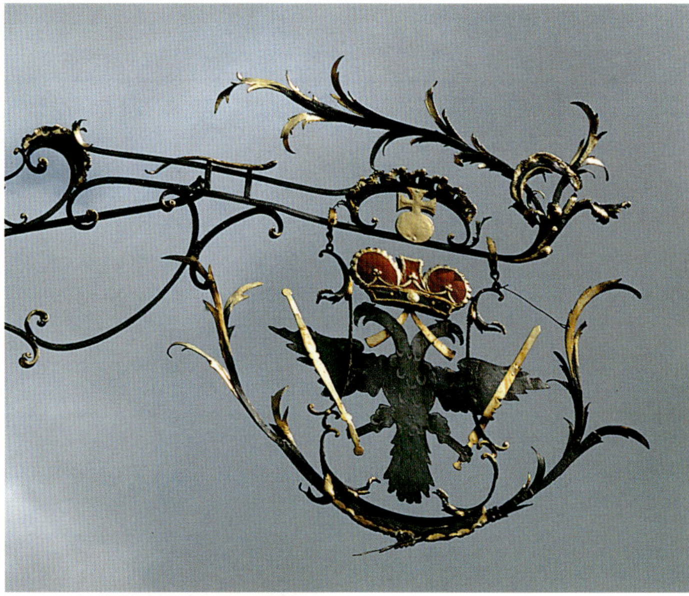

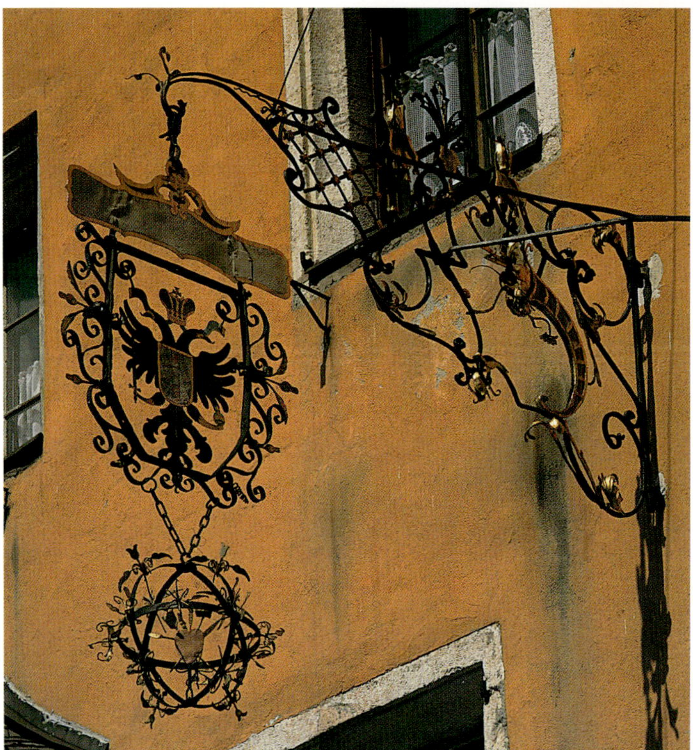

Fünf Brauereien gab es früher in Rattenberg: genug Bier für die rund 500 Einwohner, aber auch für die zahlreichen Fuhrleute und Innschiffer, die in der kleinen Stadt einkehrten. Im jetzigen ›Hofbräuhaus‹, dem 1672 erbauten einstigen ›Lederer-Bräu‹, braute Dominicus Lederer im Jahr 1701 das erste Bier. Er scheint nicht immer feinfühlig gewesen zu sein, jedenfalls wurde er laut Ratsprotokoll aufgefordert, seine Frau ›nicht mehr so unartig zu tractiren‹.
Der erneuerte, aus dem 18. Jahrhundert stammende Ausleger zeigt neben dem Schild mit dem Doppeladler auch eine jener durchbrochenen, aus mehreren Ringen bestehenden Kugeln, die sich im Inntal bis hin nach Wasserburg und Passau noch mehrfach finden und deren Mittelpunkt ein Herz mit den Brauerwerkzeugen ist.

Das im Jahr 1714 an der Kreuzung der beiden Straßenzüge Sigmaringen–Ravensburg und Ulm–Meßkirch errichtete Gebäude des jetzigen Gasthofs ›Altes Haus‹ in Krauchenwies wurde völlig erneuert. Renoviert ist auch der ein paar Jahrzehnte später entstandene, ausnehmend prächtige Ausleger mit dem Reichsadler, den zierlichen Blütenranken und dem großen bekrönten Wappen der Hohenzollern, mit den Brauerzeichen und dem Halbmond auf dem kleineren Schild des Tragarms.

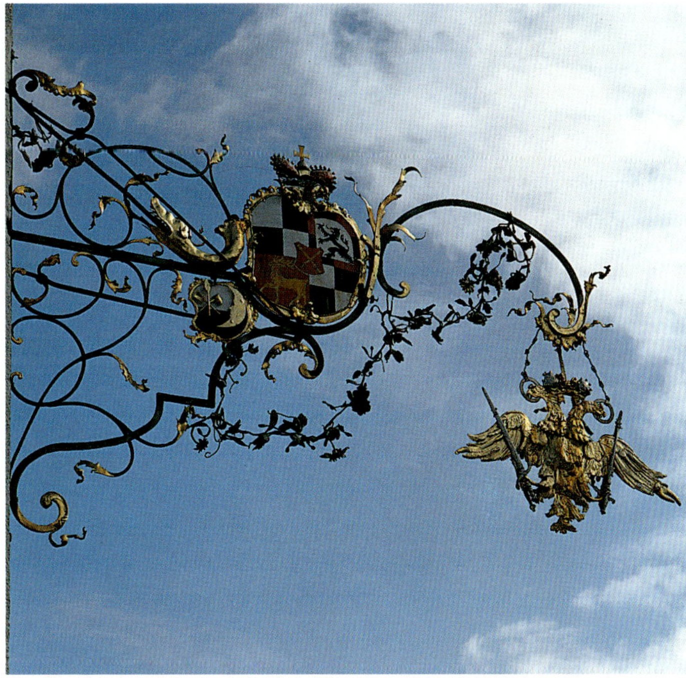

Besonders reich und zierlich gearbeitet ist der um 1787 entstandene Ausleger am Gasthaus ›Goldener Adler‹ in Isny. Blattzöpfe, Blüten und Akanthusblätter, Rosetten, Gitterwerk und Mäander, dazu eine vergoldete Vase schmücken, ganz im Stil der Zeit den weit ausladenden, in einem Adlerkopf endenden Trägerarm. Im lichten Oval des Schildes schwebt der goldene Reichsadler, jener bekrönte Doppeladler mit den Reichsinsignien, der dem Haus seinen Namen gab.

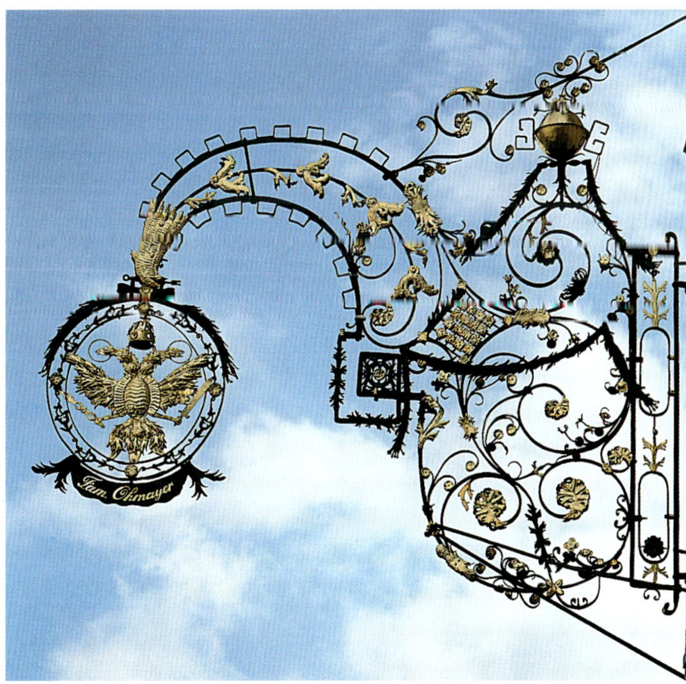

Beliebt und vertraut: Hahn, Storch und andere Vögel

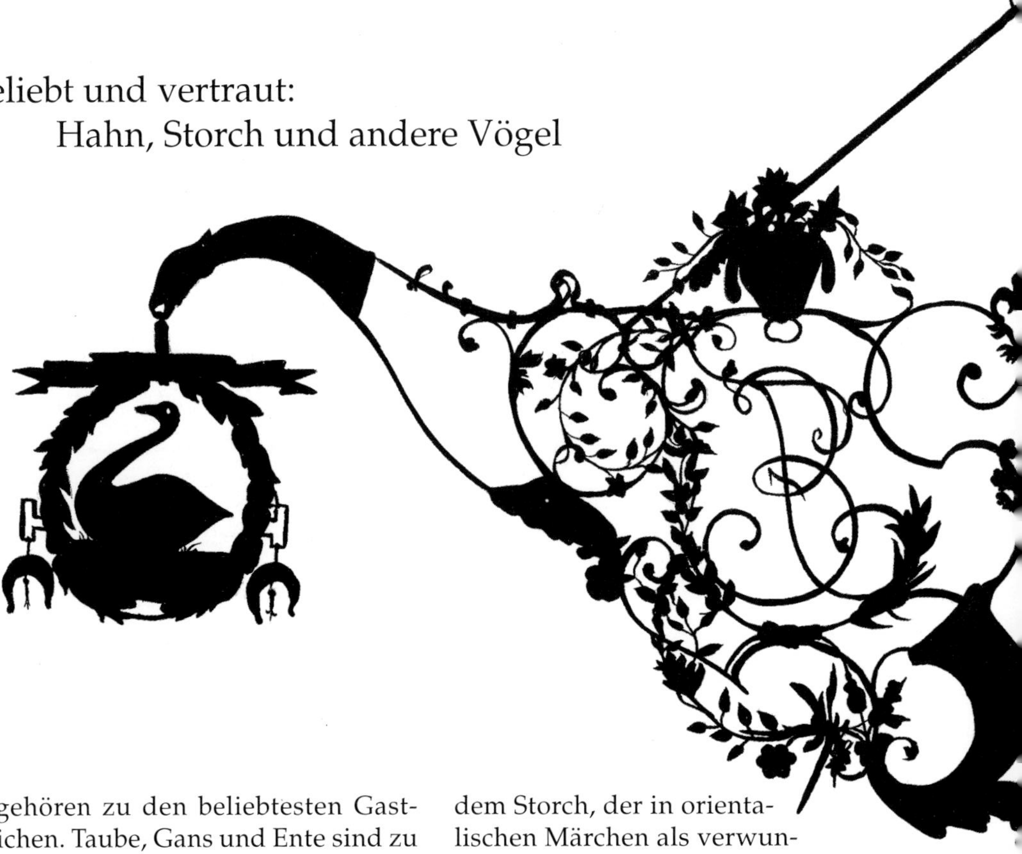

Vögel gehören zu den beliebtesten Gasthauszeichen. Taube, Gans und Ente sind zu finden, Pfau und Strauß, Eule, Pelikan und Rabe. Besonders häufig sieht man Schwan und Storch, vor allem aber den Hahn, der bereits in römischer Zeit ein weit verbreitetes Wirtshaussymbol war.

Schon die alten Griechen haben die alljährliche Rückkehr des Storchs freudig begrüßt. Noch heute glaubt man, daß ein Haus, auf dem Störche nisten, vom Glück begünstigt ist und verschont wird von Blitz und Feuer. Schwäne galten von alters her als überirdische Sendboten, als Boten des Friedens. Sie waren Glücksbringer und Seelenvögel wie der Storch, der seit dem 18. Jahrhundert in Deutschland die Kinder bringt. Auch traute man dem Schwan, in dessen weißem Federkleid Götter und Sagengestalten auftreten, die gleichen prophetischen Kräfte zu wie dem Storch, der in orientalischen Märchen als verwunschener Prinz die Zukunft voraussagt.

Der Hahn war in der Antike den Göttern Äskulap, Merkur und Apoll geweiht. Sein frühes Erwachen machte ihn zum Künder des Lichts, zu jenem Sinnbild der Wachsamkeit und des Heils, als das er spätestens seit dem 9. Jahrhundert auf den Spitzen der Kirchtürme thront. Im Volksglauben bricht der Hahn, der auch ein beliebtes Opfertier ist, die nächtliche Macht von Hexen und Dämonen. Zum Schutz vor Blitz und Feuer krönt er den Giebel des Hauses. Einherstolzierend mit jenem kühnen Imponiergehabe, das ihn auch zu einem Sinnbild männlicher Potenz und Kampfeslust machte, ist der Hahn bis heute ein beliebtes, mit der Pracht seines Gefieders höchst dekoratives Wirtshauszeichen geblieben.

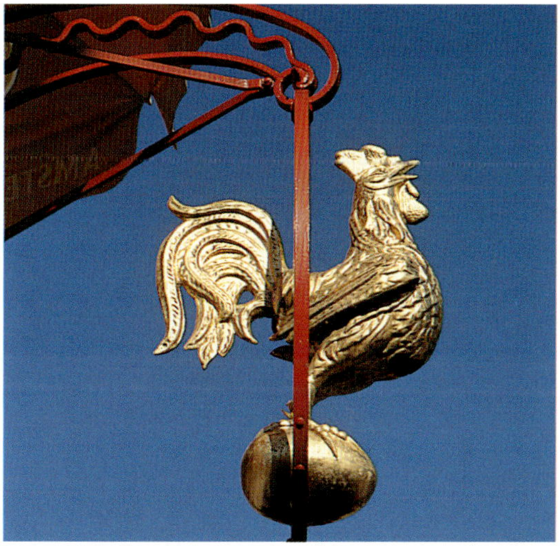

Der stolze, auf einem Ei stehende Hahn ist seit dem 19. Jahrhundert Sinnbild des Restaurants ›Coq d'Or‹ in Yverdon am Neuenburgersee.

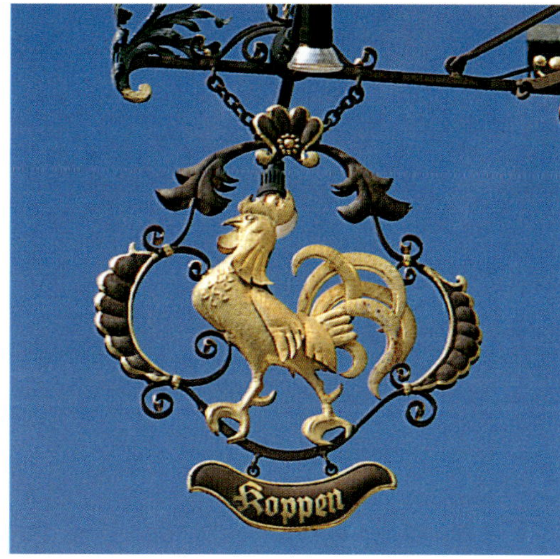

Obwohl das ›Hotel zum Koppen‹ in Dinkelsbühl seinen Namen der fränkischen Bezeichnung für Kapaun verdankt, wirkt der goldene Hahn in dem modernen Schild keineswegs wie ein fetter Masthahn, sondern recht schlank, stolz und siegessicher.

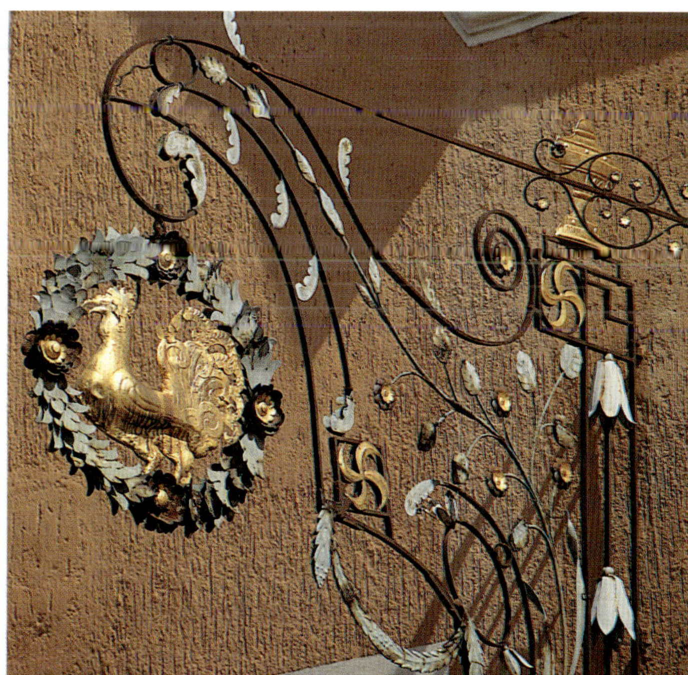

Mit dem Weißbierschenk und Metzger Matthias, der im Jahr 1640 einheiratete, wird die alte, schon 1363 nachweisbare Münchner Brauer-Familie Schattenhofer in Beilngries ansässig. Sie führt den heutigen Braugasthof ›Goldener Hahn‹ inzwischen in der 16. Generation.
Der Ausleger, eine schöne Arbeit des 19. Jahrhunderts mit eingefügten Wirbelrädern und vergoldetem Deckelpokal, prunkt mit einem stolzen und ausnehmend prächtigen, in Blech getriebenen vergoldeten Hahn in grünem Kranz.

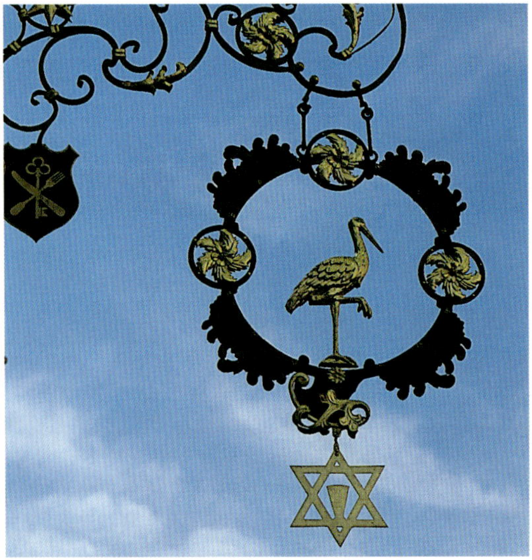

Seit 1658 besteht der ›Gasthof zum Storch‹ in Prichsenstadt. Der erneuerte, zum Teil aus Gußeisen bestehende Ausleger, der mit seinem Sechsstern an die alten Schankrechte erinnert, entstand erst 1872.

Der ›Gasthof Storchen‹ in Volkach wurde im Jahr 1844 errichtet. Aus dieser Zeit stammt auch das erneuerte Wirtshausschild, das den gravitätisch schreitenden goldenen Storch noch in asymmetrischer Rokokorahmung zeigt.

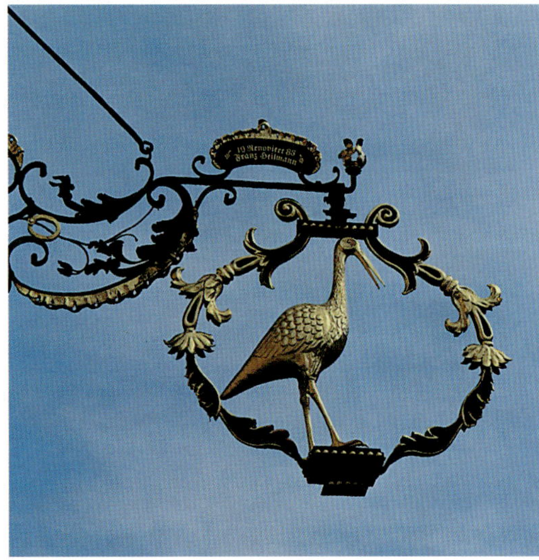

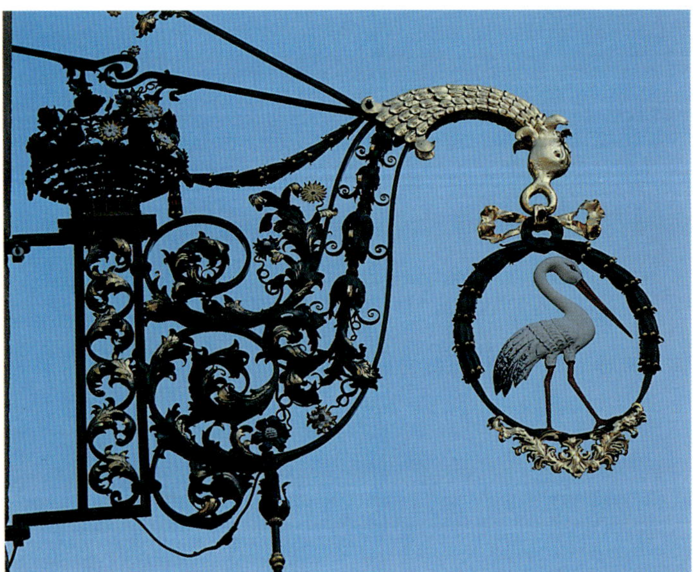

Der im Stil der Zeit überaus reich gearbeitete Ausleger am jetzigen ›La Cicogna, Ristorante im Storchen‹ in Freiburg entstand im letzten Drittel des 19. Jahrhunderts, als in der Stadt eine ganze Reihe weiterer Wirtshausschilder in Auftrag gegeben wurden.

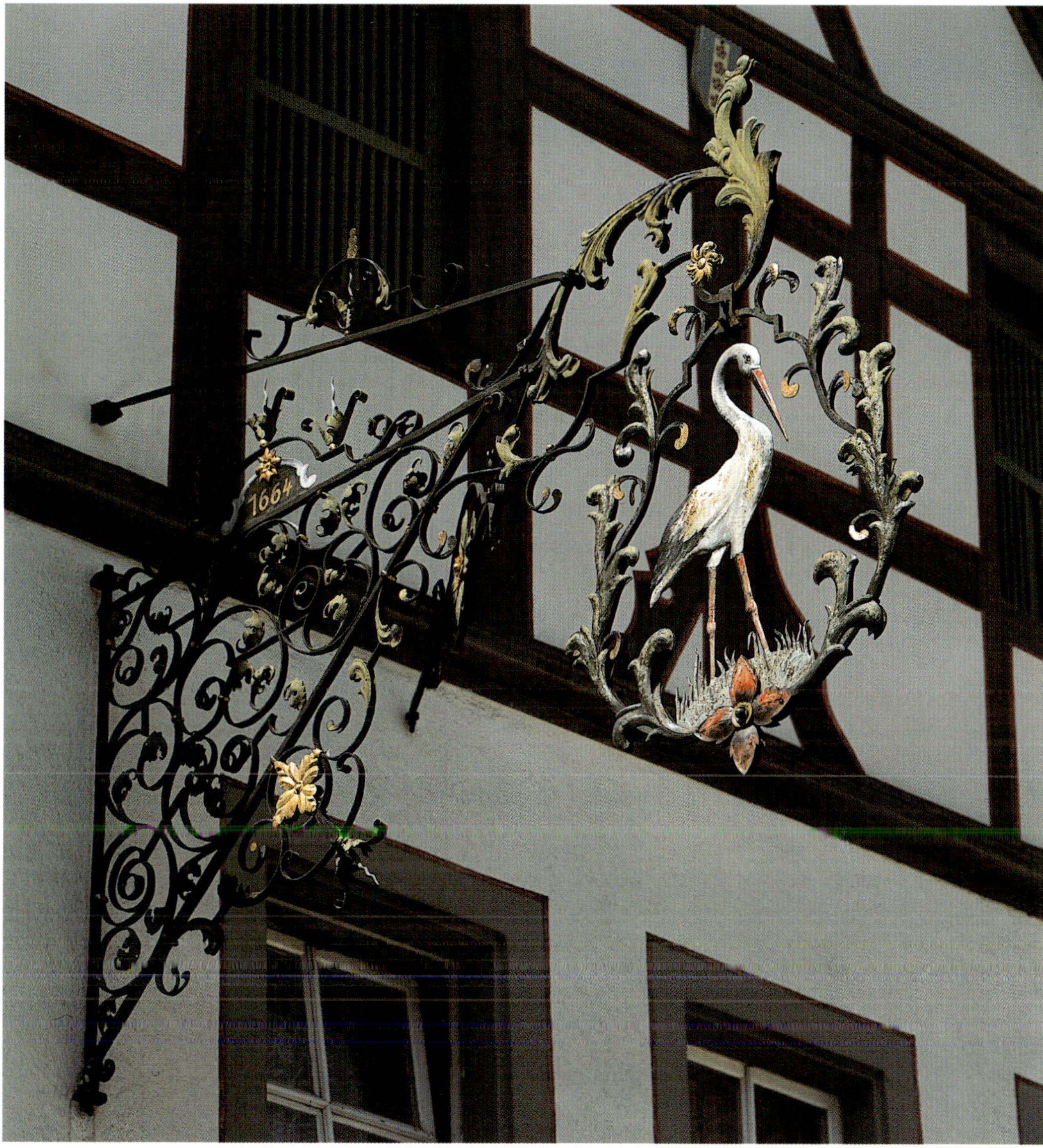

Seit 1580 besteht das ›Gasthaus zum Storchen‹ in Bad Windsheim. Der prachtvolle Ausleger mit den im Tragarm noch sparsam verwendeten Akanthus-Endungen und Blütenrosetten, den charakteristischen Hakenschnörkeln, den C-Bügeln und dem realistisch gesehenen Storch in der typischen Barock-Kartusche, dürfte noch im frühen 18. Jahrhundert entstanden sein.

Daß nicht nur Einheimische und Erlanger Studenten den ›Storchen‹ zu schätzen wußten, beweist die Jahreszahl 1664: Damals quartierte sich Christoph Bernhard Freiherr von Galen, Bischof von Münster und ein recht kriegerischer Mann (›Kanonen-Bernd‹), bei seinem Feldzug gegen die Türken mit 60 Mann in dem stattlichen Gasthaus mit dem großen Saal ein, in dem 300 tanzende Paare bequem Platz fanden.

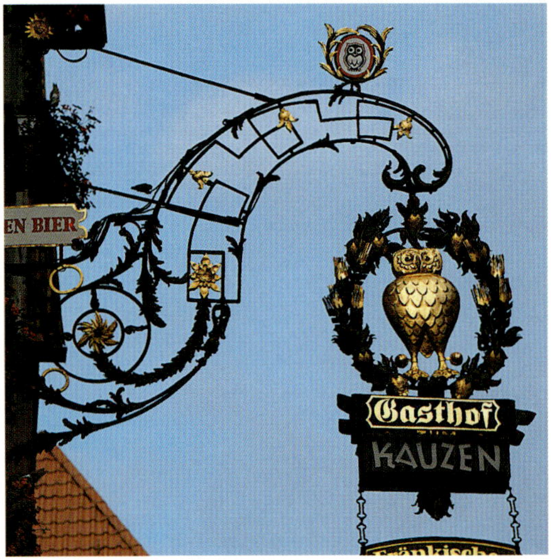

Das Fachwerkhaus des ›Gasthof Kauzen‹ in Ochsenfurt stammt im Kern noch aus dem 15./16. Jahrhundert. Seit etwa hundert Jahren ist das Haus Gasthof. Um diese Zeit entstand auch der von einer anderen Gaststätte übernommene Ausleger, der erst in jüngster Zeit modern umgestaltet wurde.

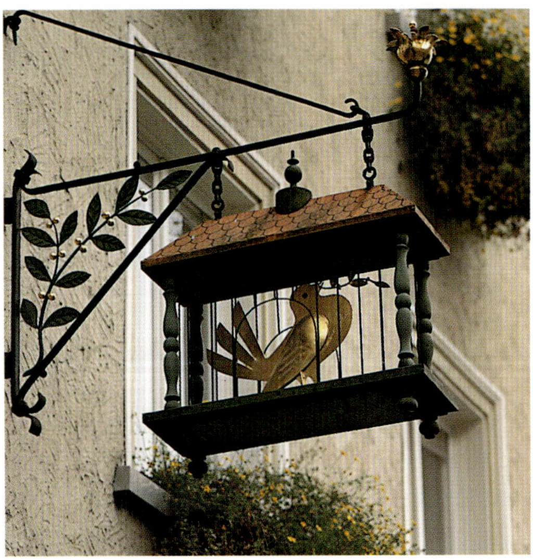

Der Ausleger am ›Hotel Taube‹ in Wangen ist modern. Er zeigt die Taube daher auch nicht in ihrer überlieferten symbolischen Bedeutung als Opfertier, als Sinnbild des Heiligen Geistes oder als schwebendes Schutzzeichen gegen böse Geister. Hier ist die Taube sogar im Käfig noch ein siegessicher einherstolzierender Täuberich.

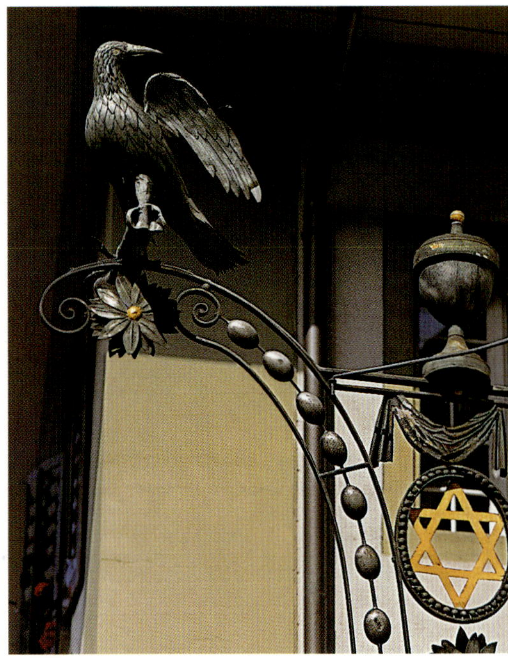

Der ›Gasthof zum Raben‹ im schweizerischen Zofingen bestand wohl schon vor dem großen Stadtbrand von 1396. Jedenfalls erbaute der Schultheiß Heinrich Rappli, der für seinen Sohn die Wirtsgerechtigkeit erwarb, im Jahr 1358 den damaligen ›Rappen‹.
Das Haus wurde später durch einen mehrfach veränderten Neubau ersetzt und auch der Name wechselte, diente der Gasthof doch zeitweilig als ›Hospitium Corvi‹ vor allem den nach Einsiedeln reisenden Pilgern. Der Rabe, das Attribut des Klostergründers Meinrad, krönt auch den erst im 19. Jahrhundert entstandenen Ausleger, dessen Sechsstern an alte Braurechte erinnert.

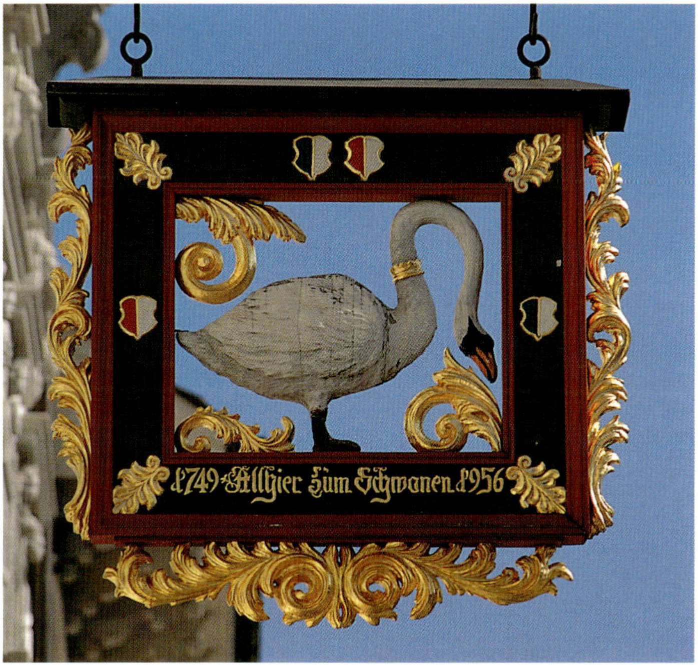

Am einstigen Gasthaus ›Zum Schwanen‹ im schweizerischen Sursee befindet sich eine sehr gute Kopie des ursprünglichen, in der Sammlung im Untertor verwahrten Wirthausschildes. Es entspricht in seiner rechteckigen Form noch ganz dem Typ jener an einem einfachen waagrechten Arm befestigten und bemalten Holztafeln, wie sie bis zum Ende des 17. Jahrhunderts allgemein üblich waren. Ungewöhnlich ist allerdings der geschnitzte, freistehend in den akanthusbesetzten Rahmen eingefügte Schwan. Er läßt die angebrachte Datierung 1749 als durchaus zutreffend erscheinen.

Der Strauß, der als ›eisenfressender Vogel‹ so manches mittelalterliche Zauberbüchlein schmückt, kommt als Wirtshauszeichen nicht gerade häufig vor. Am einstigen ›Gasthaus zum Strauß‹ in Wangen erinnert er daran, daß der Strauß manchmal auch Zunftzeichen der Schmiede war. Diente das Gasthaus, das dem Namen des Wirts entsprechend seit 1681 zunächst ›Zum Hößle‹ und erst ab 1737 ›Zum Strauß‹ genannt wurde, doch spätestens seit 1792 auch als Zunftherberge der Schmiede. Besonders schön ist das wohl um die Mitte des 18. Jahrhunderts entstandene Bannerschild, dessen Original sich seit etwa 20 Jahren im Heimatmuseum der Stadt in der Eselsmühle befindet.

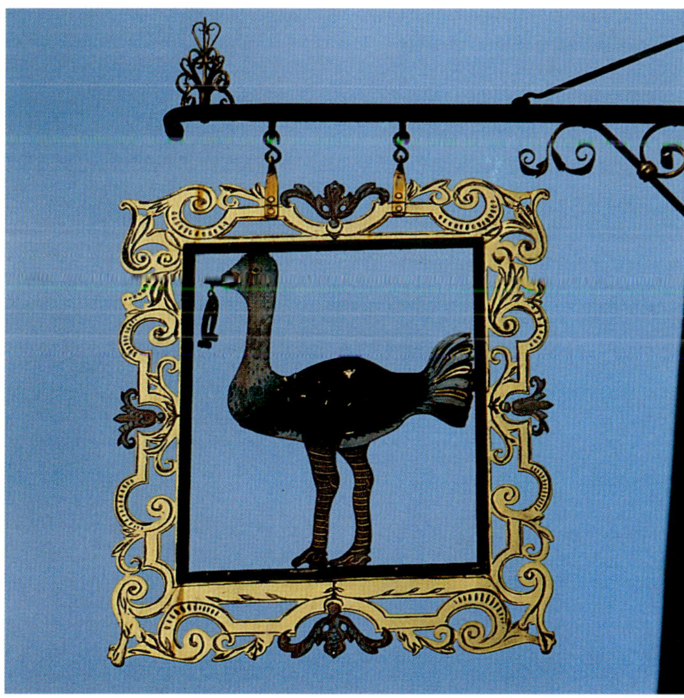

Ein Symbol der Macht: der Löwe

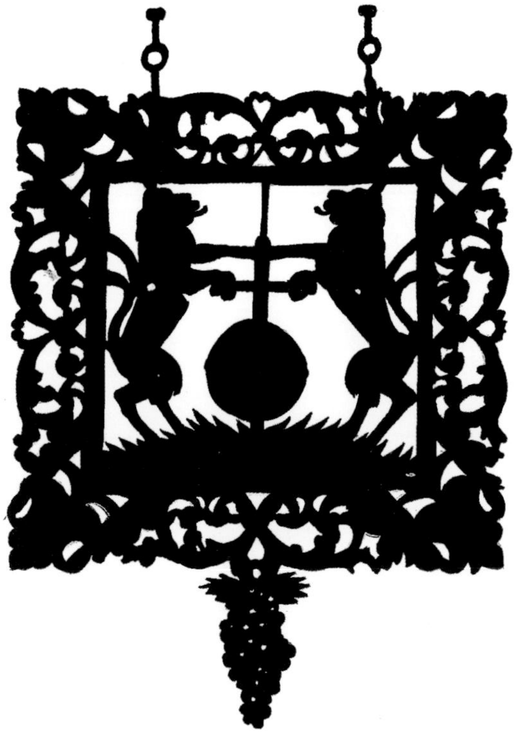

In der antiken Mythologie wie in altorientalischen Kulten ist der Löwe der König der Tiere. Er ist der Göttin Ischtar geweiht und Symbol der göttlichen Sonne. Er begleitet den Gott Mithras und wandert im Sternbild über den Himmel. Stolz ist der Löwe, tapfer und mutig. Weisheit paart sich in ihm mit überirdischer Stärke. Kein Wunder, daß der Löwe überall dort, wo Gottkönige in unumschränkter Macht regierten, zu einem Symbol des Königtums wurde. Auch in Rom ist er Sinnbild und Inbegriff herrschaftlicher Macht. Pompejus soll mit einem Löwen-Gespann zum Circus Maximus gefahren sein, Marc Antonius und Nero haben Löwen vor ihre Prunkwagen gespannt. Selbst Papst Leo III. machte Karl dem Großen bei seiner Kaiserkrönung in Rom einen Löwen zum Geschenk, stand der Löwe, den die Bibel mehr als hundertmal erwähnt, doch auch im christlichen Abendland als Symbol der Auferstehung und der siegreichen Herrschaft Christi über die Finsternis in hohem Ansehen. Daher taucht kaum ein anderes Tier in der christlichen Kunst so häufig auf wie der Löwe. Der Evangelist Markus wird von einem Löwen begleitet, Löwenköpfe dienen als Türklopfer, Löwen tragen Säulen und Kanzeln und verwehren, zuseiten der Portale postiert, allem Bösen den Eintritt in die Kirchen der romanischen Zeit: Unvergessen scheint auch im Christentum der Glaube an jene gewaltigen dämonenabwehrenden Kräfte, die den Löwen schon bei den Hethitern, in Babylon wie im antiken Griechenland, zum Wächter von Tempeln und Stadttoren werden ließen.

Auch in der profanen Kunst und vor allem in der Heraldik spielt der Löwe durch die Jahrhunderte eine wichtige Rolle. Nachdem er im 9. Jahrhundert in Deutschland die überlieferte Stellung des Bären als König der Tiere übernommen hatte, wurde er als Sinnbild herrscherlicher Macht zu einem bevorzugten Wappenzeichen. Gotische Grabplatten zeigen seit dem 13. Jahrhundert den adeligen, den ritterlichen Verstorbenen oft auf einem Löwen stehend. Aufgereckt und mit erhobenen Pranken, manchmal paarweise und meist vergoldet, so begegnet uns der heraldische Löwe auch auf zahlreichen Wirtshausschildern.

Seit 1611 besteht der Gasthof ›Zum Husaren‹ in Garmisch, der seinen heutigen Namen den um 1800 entstandenen Lüftlmalereien verdankt: dem pfeiferauchenden Husar mit Tschako, der zusammen mit einem Dragoner aus dem Scheinfenster des Obergeschosses auf die Straße schaut und an die Einquartierung im Österreichischen Erbfolgekrieg erinnert. Der vergoldete Ausleger, in dessen Schild zwei Löwen die Krone über dem bayerischen Rautenwappen tragen, ist eine schöne Arbeit der gleichen Zeit und geht doch fast unter in der Fülle all der gemalten Bänder und Girlanden, der Medaillons, Rosetten und Vasen, die Portal und Fenster umgeben und die ganze Fassade bedecken.

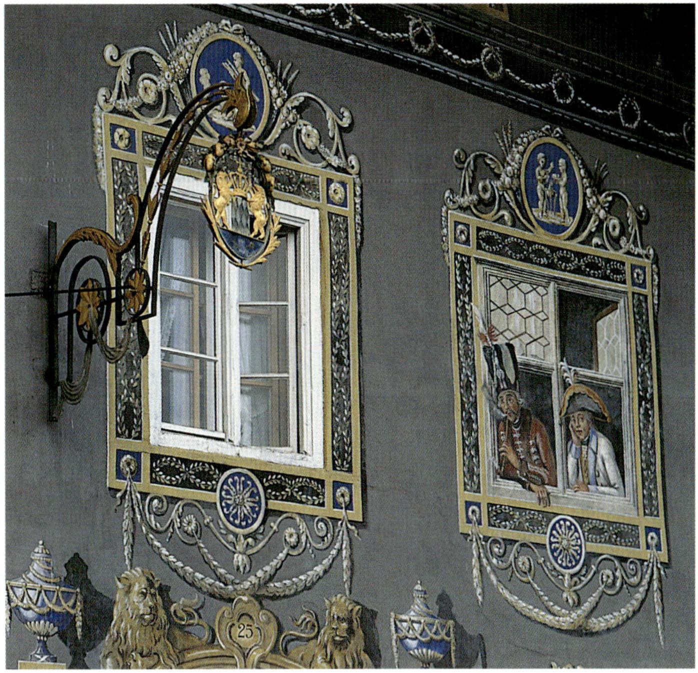

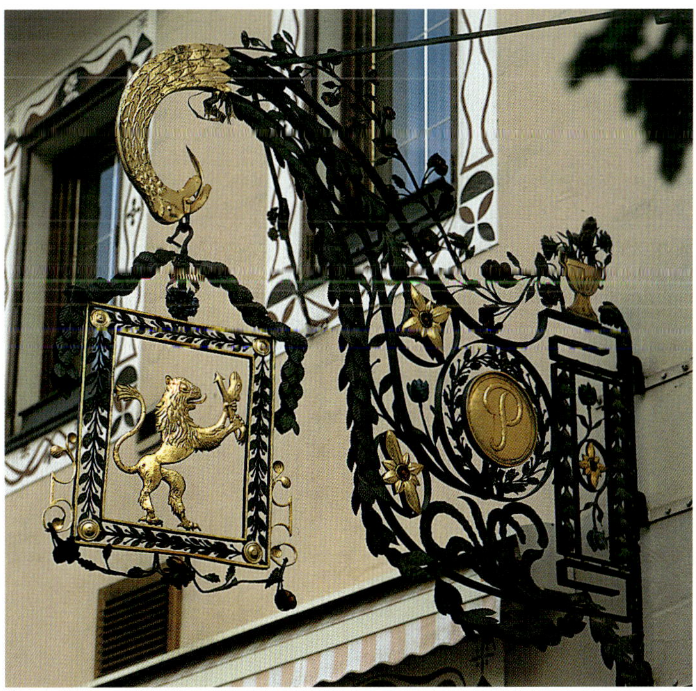

Die Tradition des jetzigen Hotel-Restaurants ›Goldener Löwe‹ in Zirl reicht bis ins Jahr 1216 zurück. Der Gasthof – 1786 heißt er ›Zum gulden Löwen‹ – ist damit einer der ältesten Nordtirols. Das erst in jüngster Zeit erworbene, renovierte Wirtshausschild ist eine stilreine Arbeit des Klassizismus aus dem späten 18. oder frühen 19. Jahrhundert, die an den Ausleger des Hotels ›Krone‹ in Matrei a. Brenner erinnert. Besonders schön ist der heraldische, kraftvoll aufgerichtete goldene Löwe, der Pfeil und Fisch in den Pranken hält.

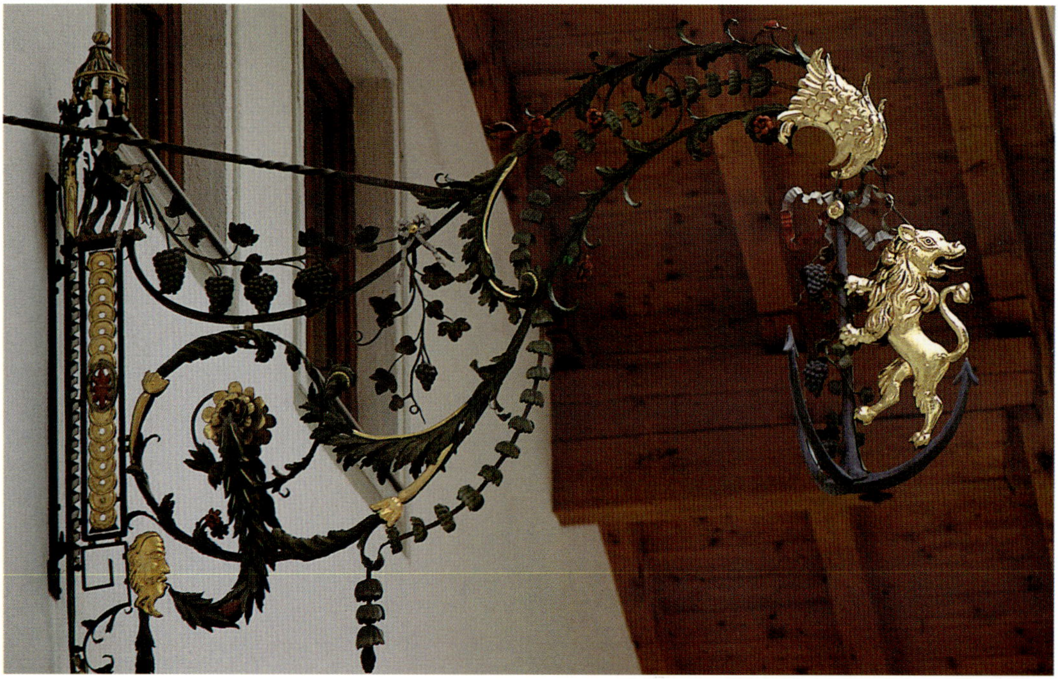

Der ›Gasthof zum goldenen Löwen‹ in Biberwier bestand schon im Jahr 1686. Rund hundert Jahre jünger ist der Ausleger mit den Reben und dem prächtigen, auf einem Anker stehenden Löwen.

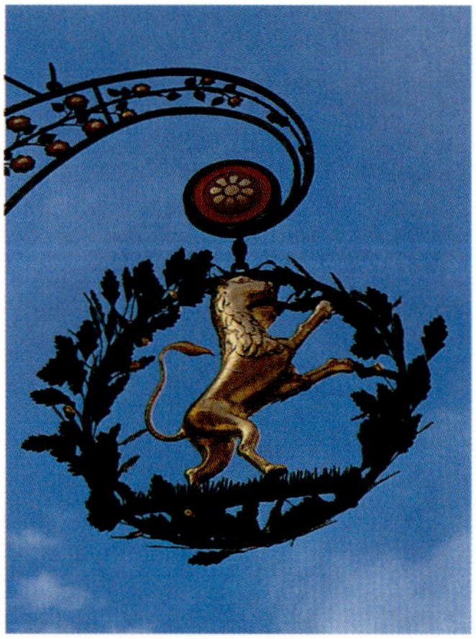

Im späten 19. Jahrhundert entstand der Eichenkranz mit dem goldenen Löwen, der für das ›Gasthaus Löwen‹ in Besigheim wirbt.

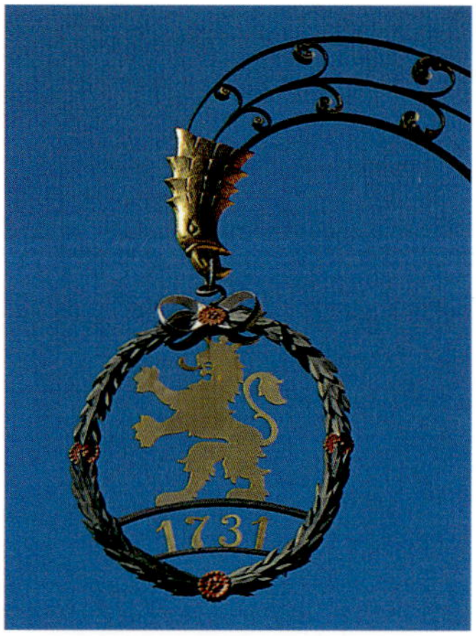

Seit 1731 besteht das ›Gasthaus Zum Löwen‹ in Lindenberg / Allgäu, dessen Ausleger erst in jüngster Zeit entstand.

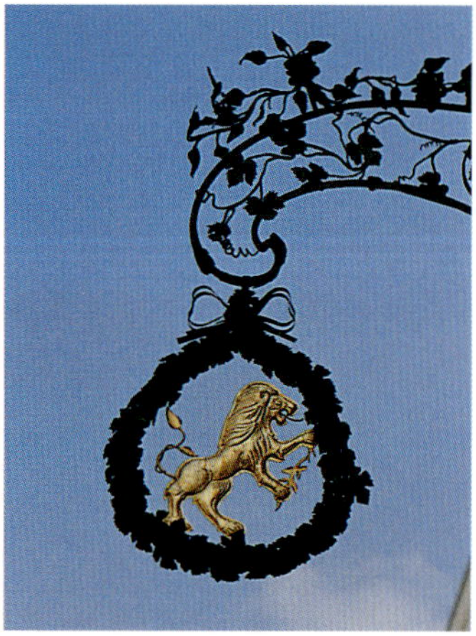

Ein Schild von 1884 schmückt das einstige Gasthaus ›Goldener Löwe‹, nun ›Pizzeria da Leone‹, im oberösterreichischen Wels.

Zu den berühmtesten Gästen des ›Hotel zum schwarzen Löwen‹ im schweizerischen Altdorf zählen Johann Wolfgang von Goethe, Lord Byron und Mme. de Staël. Das 1509 entstandene traditionsreiche Haus wurde nach dem Brand von 1799 wieder aufgebaut. Aus dieser Zeit stammt auch der prächtige Ausleger, dessen Schwarz und Gold einen lebhaften Farbkontrast bilden und in dem sich klassizistische Strenge und klassizistisches Formgefühl durchaus harmonisch mit barocken Nachklängen verbinden.

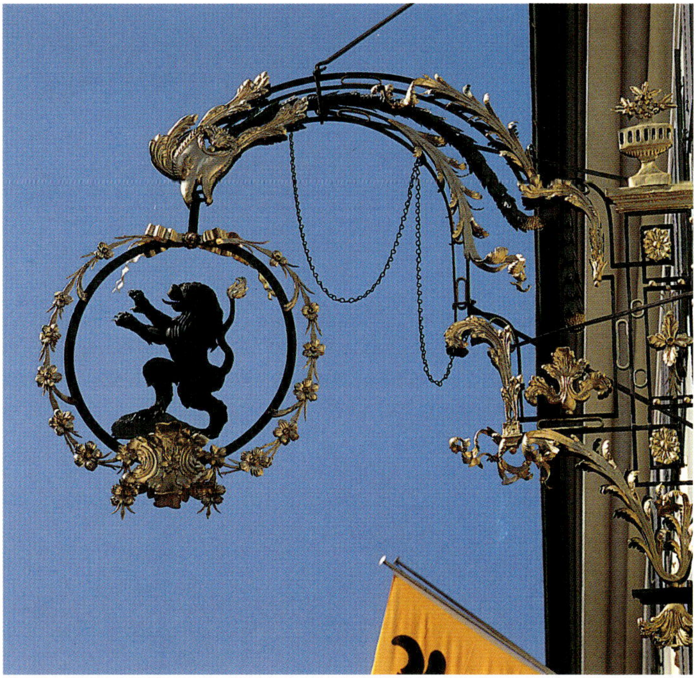

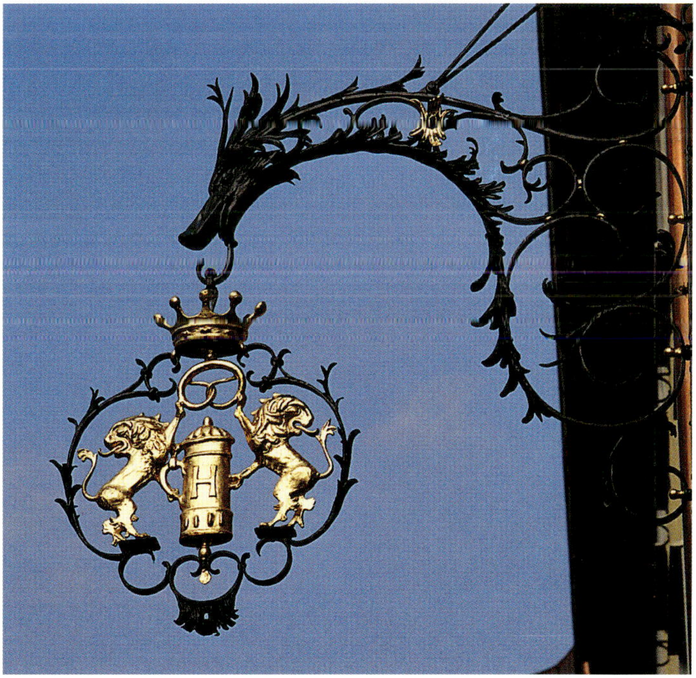

Seit mehr als 450 Jahren arbeiten Bäcker im Haus der heutigen ›Gastwirtschaft Fidelisbäck‹ in Wangen. Schon im Jahr 1505 ist von Ulrich Wagner dem Beck die Rede. Der jetzige Name aber geht auf Fidel Hasel Vater und Sohn zurück, die zwischen 1793 und 1854 hier tätig waren.
Der Ausleger ist jüngeren Datums und vereint Brezel und Krug – das Zunftzeichen der Bäcker und das Zeichen der Schankwirte – mit den Löwen und der Krone, den Symbolen von Macht und Ansehen.

Die stattlichen, noch immer recht zahlreichen Gasthäuser in Matrei a. Brenner erinnern an die Zeit, als die älteste Siedlung im ganzen Wipptal einer der wichtigsten Umschlagplätze und Fuhrmannsorte an der alten Brennerstraße war. Schon 1586 gab es hier einen Gasthof zum Löwen. Der Ausleger am heutigen ›Gasthaus Laner‹ mit dem aufgerichteten heraldischen Löwen ist bis auf den modernen Anhänger mit dem Becher und der Traube eine typische Arbeit des Klassizismus aus dem späten 18. Jahrhundert.

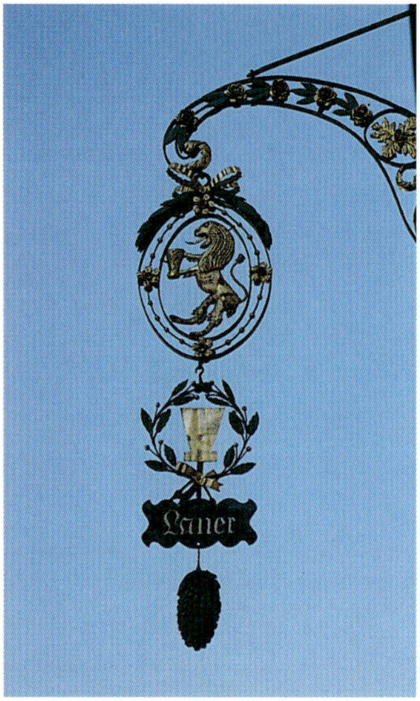

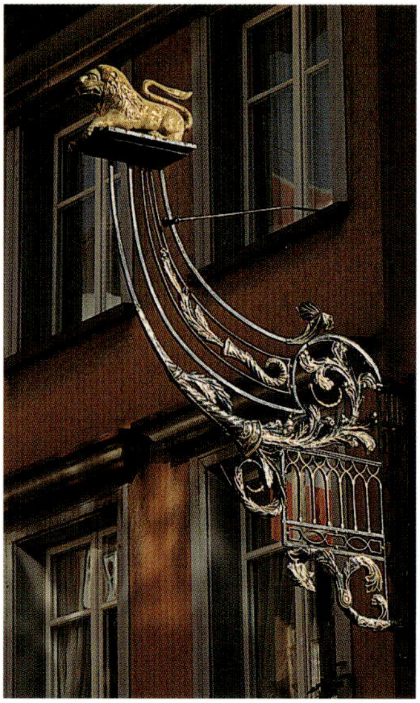

Als im Jahr 1858 durch die Vereinigung von zwei nebeneinandergelegenen Gasthöfen das heutige ›Hotel Löwen‹ in Appenzell entstand, hat man das Wirtshauszeichen des alten ›Löwen‹ übernommen. Mit seinem ausladenden Trägerarm und der kleinen Gußfigur ist es typisch für die Empirezeit um 1820.

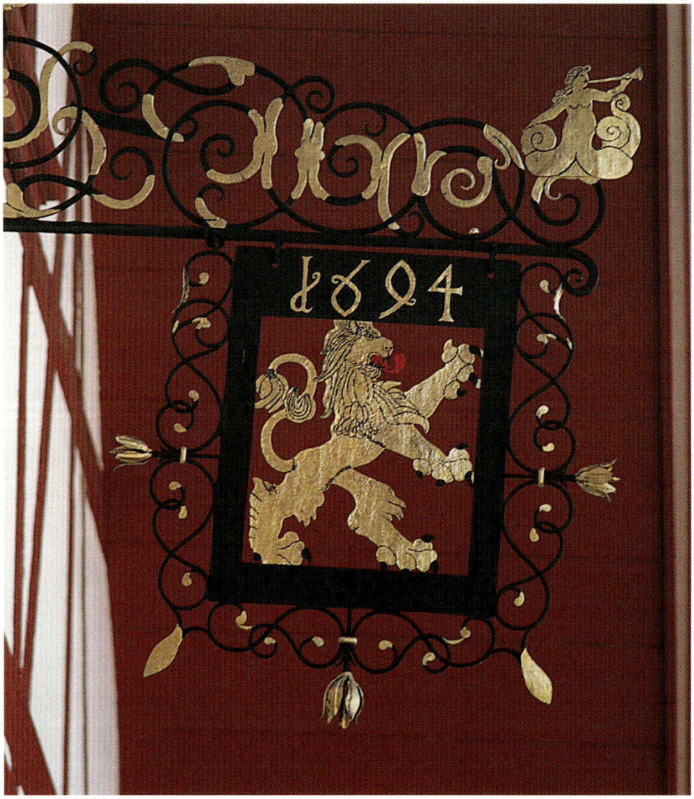

Von einem ›Löwen‹ ist in Jegenstorf bei Bern schon zu Beginn des 17. Jahrhunderts die Rede. Den barocken, 1993 vorbildlich restaurierten Fachwerkbau des heutigen ›Gasthof zum Löwen‹ mit seinem ausladenden geschwungenen Giebel errichtete Junker Hans Franz v. Wattenwyl im Jahr 1694. An dieses Datum erinnert auch das neue Bannerschild, das sich mit den Spiralen des Tragarms, dem in Blech geschnittenen Meerweibchen und dem aufgerichteten heraldischen Löwen an Vorbildern der Zeit um 1700 orientiert.

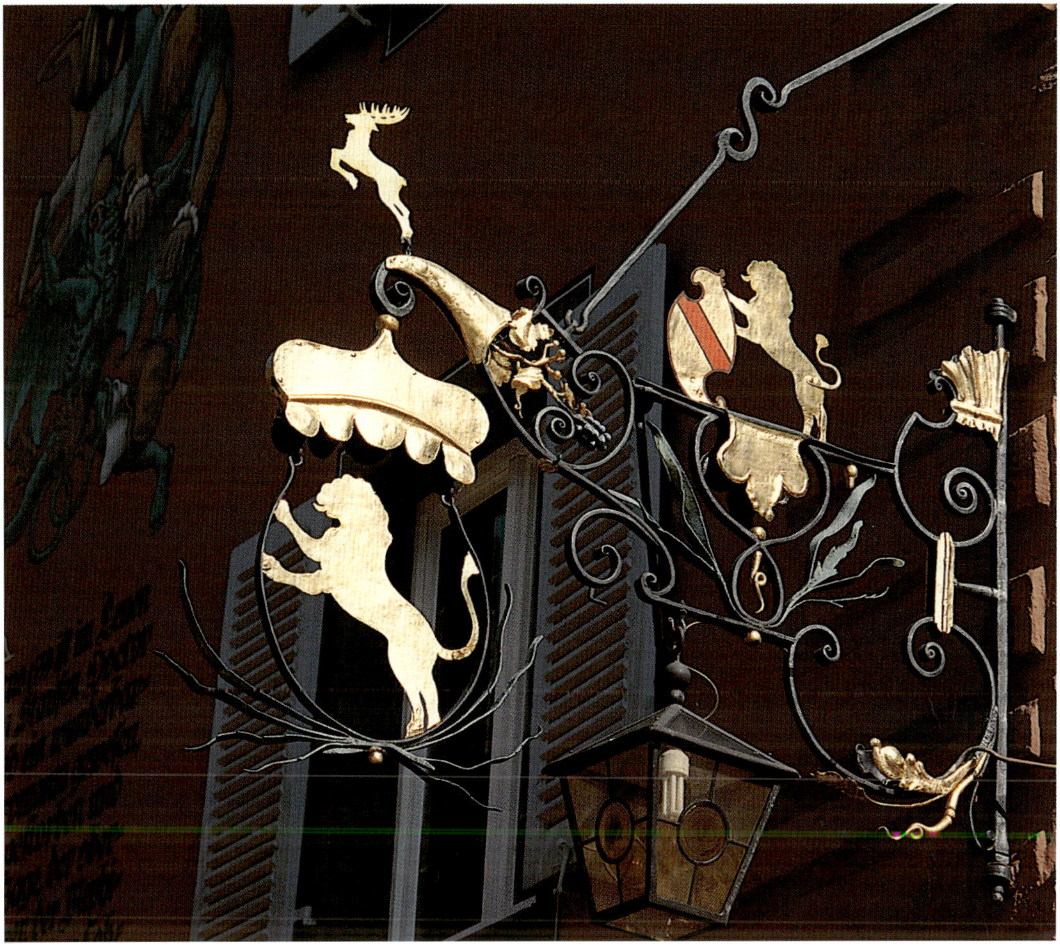

Das Schild am ›Gasthaus zum Löwen‹ in Staufen ist eine einfallsreiche, originelle Arbeit der Zeit um 1900.
Das Wirtshaus zählt zu den ältesten Deutschlands. Jedenfalls ist schon 1407 von einem ›Gasthaus zum Leuen‹ die Rede. Zwischen 1536 und 1539 soll hier Doctor Faustus einen elenden Tod gefunden haben, jener Schwarzkünstler, der später den zahllosen, um das Thema Faust – Mephisto kreisenden Sagen und Dichtungen als Vorbild diente. Wie es in der alten Zimmernschen Chronik heißt, war die Luft voll teuflischen Schwefelgestanks, als man damals den entseelten Körper mit gebrochenem Genick und geschwärztem Gesicht im Zimmer 5 des ›Leuen‹ auffand und man wollte viel eher glauben, der Teufel habe Faust geholt, als daß er bei einem seiner zahllosen alchimistischen Versuche verunglückte.

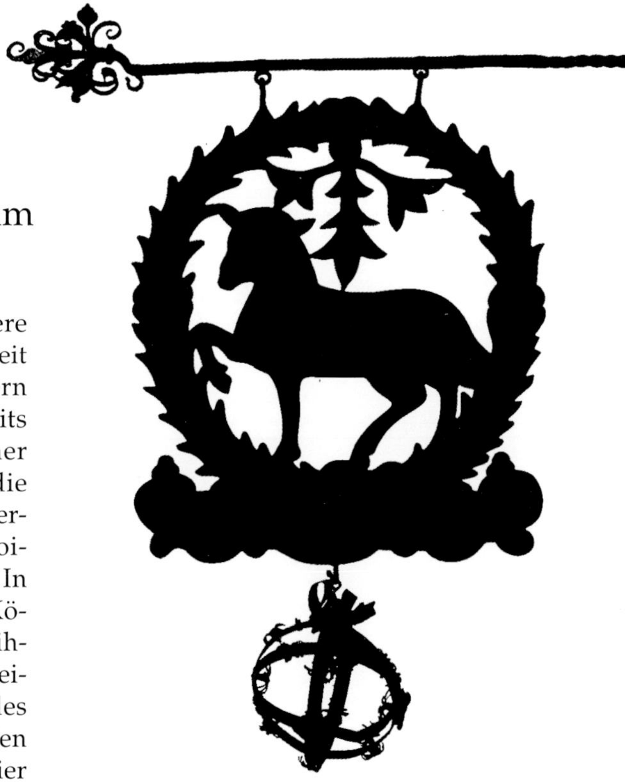

Oft ein christliches Sinnbild: Ochs und Lamm

Der Auerochse oder Ur, von dem unsere Rinder abstammen, war seit der Altsteinzeit ein wichtiges Jagdtier. Bei den Hethitern scheint der Stier, der gezähmte Ur, bereits um 6000 v. Chr. Mittelpunkt eines jener Fruchtbarkeitskulte gewesen zu sein, die sich später im ganzen Vorderen Orient verbreiteten und im Stiermythos des minoischen Kreta einen Höhepunkt erreichten. In der griechischen Mythologie wird die Königstochter Europa, die unserem Erdteil ihren Namen gab, von Zeus in der Gestalt eines Stiers entführt, und das Einfangen des kretischen Stiers gehört zu den Heldentaten des Herakles. Im Christentum ist der Stier Symbol des Evangelisten Lukas.
Im Gegensatz zum Stier, diesem heiligsten Opfertier der Antike und Sinnbild unbesiegbarer Männlichkeit, gilt der Ochse in seiner gebändigten Kraft als gutmütiger Diener des Menschen. Er ist Zeuge der Geburt Christi und, wie viele Legenden berichten, fähig den besten Begräbnisplatz und die günstigste Stelle für den Bau einer Kirche zu finden. Die Metzgerzünfte des gläubigen Mittelalters wählten den Ochsen als ihr Zeichen und machten Wirtschaften ›Zum Ochsen‹ zu ihrem Treffpunkt. Später nannten sich dann die Gasthöfe mit eigener Metzgerei: ›Zum goldenen Ochsen‹ oder ›Zum roten Ochsen‹. Obwohl den Metzgern früh auch das Lamm als Sinnbild diente, ist bei diesem Gasthauszeichen das christliche Vorbild weit offensichtlicher als beim Ochsen. Ob stehend oder liegend, ob ohne Beigabe oder als Agnus Dei, als Lamm Gottes mit Nimbus, Kreuz oder Kreuzesfahne: immer ist das Lamm jenes Symbol des österlichen Sieges über Nacht und Finsternis, als das es schon in den Katakomben Roms auftaucht. Tanzend in der Sonne des Ostermorgens, gilt das Lamm als Sinnbild des Auferstandenen. Es ist Abbild der menschlichen Seele, die vom guten Hirten heimgetragen wird, Attribut Johannes des Täufers, und eine jener geheiligten Gestalten, die nach dem Volksglauben weder Hexen noch der Teufel annehmen dürfen. Als Gasthauszeichen wurde das Lamm seit dem 17. Jahrhundert vor allem in pietistisch-protestantischen Gebieten zunehmend beliebt.

Die wenigen Häuser von Pfärrich bei Wangen scharen sich um die Wallfahrtskirche, deren Entstehen das prächtige, 1737 geschaffene Bannerschild des Gasthofs ›Ochsen‹ schildert. Geschmückt mit einer strahlenden Sonne und den Wappen Österreichs und der eng mit der Geschichte von Kirche und Ortschaft verbundenen Familien Hacken, Humpiß und Montfort, erinnert es an die Legende, die am Anfang der Wallfahrt steht: soll die Kirche doch dort errichtet worden sein, wo ein verloren geglaubtes goldenes Kreuz von einem Ochsen aus dem Boden gescharrt wurde.

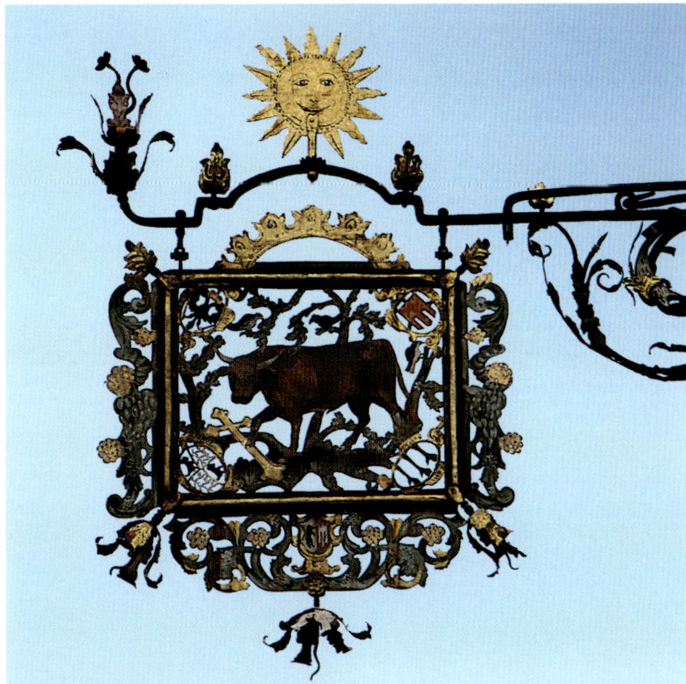

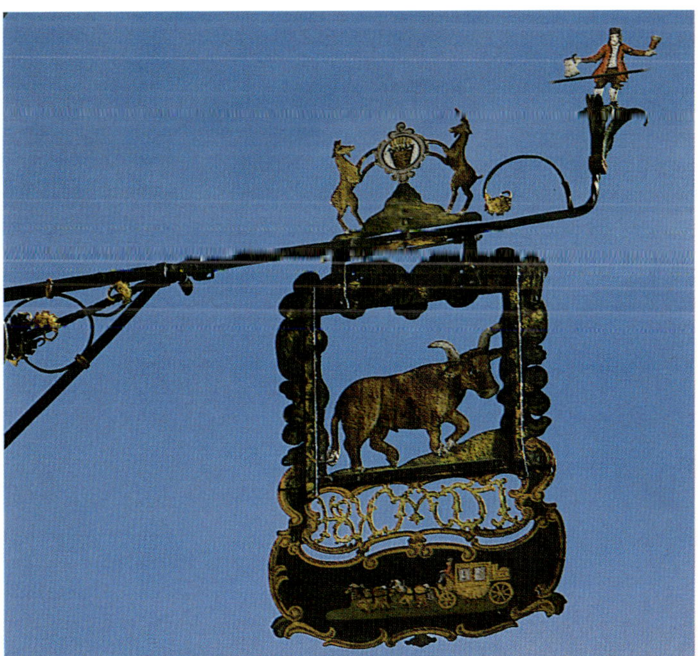

Schon im Jahr 1432 ist von dem stattlichen Gebäude des heutigen ›Gasthaus Ochsen‹ in Dietmannsried die Rede, das nach 1512 stiftkemptische Taverne und später Poststation war. Das 1781 datierte Bannerschild, eine recht typische und liebenswürdige Arbeit dieser Zeit, zeigt neben dem Ochsen auch eine vierspännige Postkutsche, das von zwei Böcken flankierte Symbol der Brauer und einen fröhlichen Postillon der Thurn und Taxisschen Post mit Pokal und Krug.

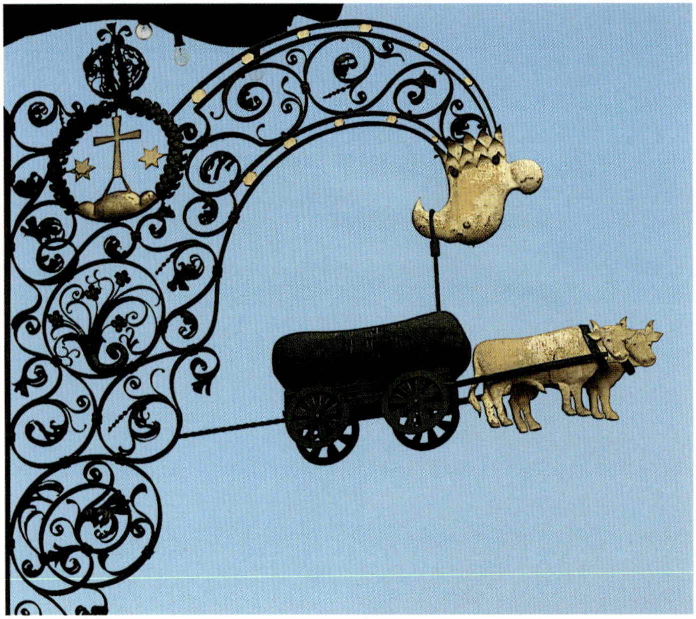

Der erst 1976 entstandene Ausleger am ›Gasthof Ochsen‹ in Egg bei Dornbirn erinnert daran, daß Bauern und Kaufleute für kürzere Strecken und starke Steigungen, wie sie im Bregenzer Wald zu finden sind, recht häufig Ochsengespanne einsetzten, obwohl die Fuhrleute sonst in aller Regel mit Pferden unterwegs waren.

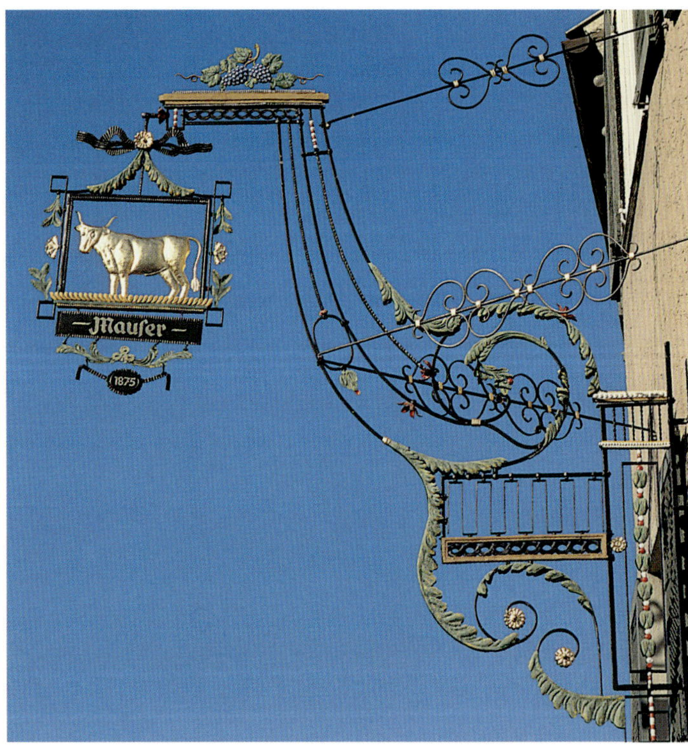

Seit 1875 befindet sich das Gasthaus ›Zum Ochsen‹ in Murrhardt im Besitz der Familie Mauser. Der farbig gefaßte Ausleger entstand schon früher. Er ist eine schöne und in seiner klassizistischen Ornamentik charakteristische Arbeit des Johann Adam Nägele (1765 – 1838), der einer alteingesessenen, in der Umgebung vielfach tätigen Murrhardter Schlosserfamilie angehörte.

Der Gasthof ›Goldener Ochsen‹ im württembergischen Bauschlott wurde im Jahr 1809 errichtet. Aus dieser Zeit stammt nicht nur die zweiflügelige Tür mit den geschnitzten Lorbeergirlanden, sondern auch der feingliedrige Ausleger mit dem Füllhorn, den zarten Blütenzweigen und dem kleinen goldenen Ochsen in der asymmetrischen Rahmung.

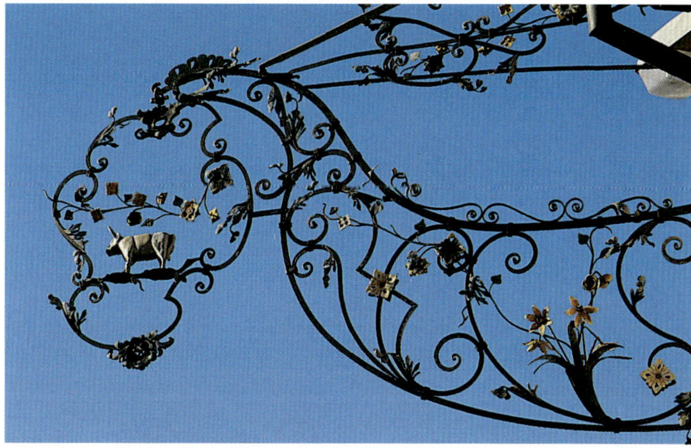

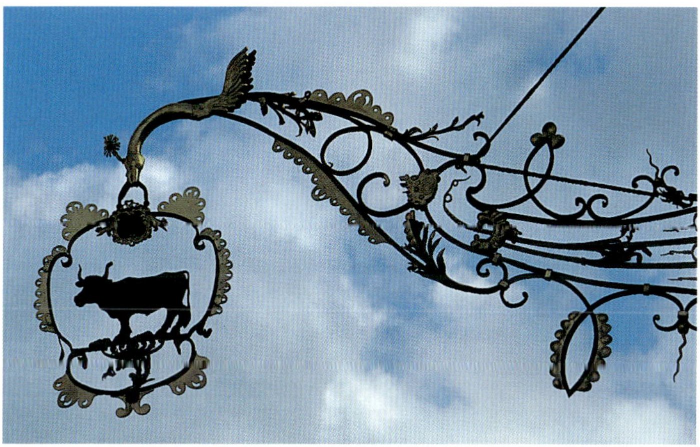

Schon im Jahr 1525 ist vom ›Rotochsen‹ in Ellwangen die Rede. Er zählte lang zu den vier Tavernen der Stadt, war also zunächst eine Weinwirtschaft. Nach 1699 durften die Rotochsenwirte auch Hofbier ausschenken und knapp hundert Jahre später erkauften sie sich die Braugerechtigkeit. Um diese Zeit entstand auch der erneuerte, attraktive Ausleger am jetzigen ›Brauerei-Gasthof Roter Ochsen‹ mit seinem ungewöhnlichen geflügelten Vogelkopf am Ende des Tragarms.

Greif und Inschrifttafel am heutigen ›Hotel Ochsen-Greif‹ in Wolfenweiler bei Freiburg erinnern daran, daß der 1586 errichtete Bau ursprünglich habsburgisches Amtshaus war. Nach der Auflösung Vorderösterreichs im Jahr 1805 diente das Anwesen als Gasthof und Metzgerei. Damals entstand auch der prachtvolle Ausleger mit den beiden Ochsen: dem kleinen über dem Gitterwerk des Tragarms und dem großen im goldenen Blätterkranz.

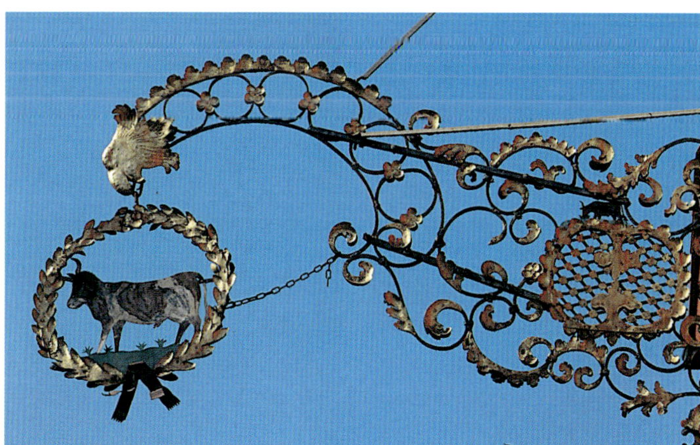

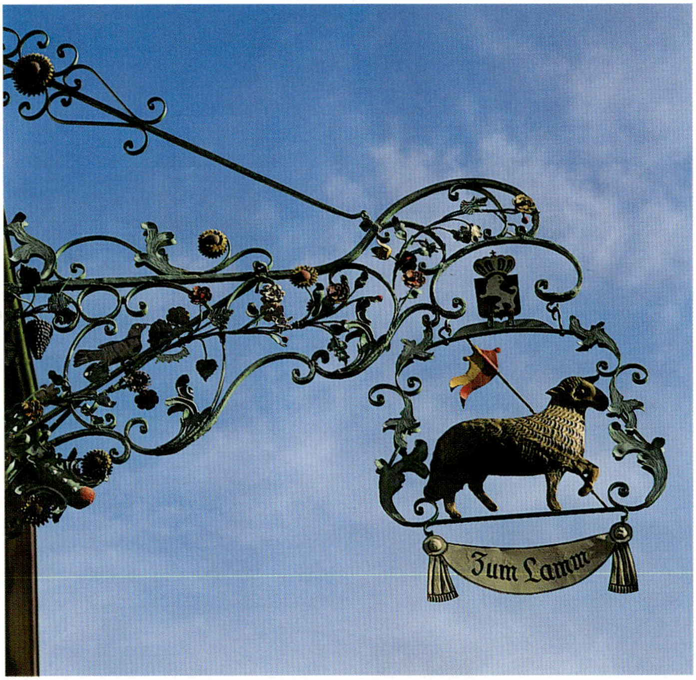

Spielerisch leicht wirkt der farbig gefaßte, in der 2. Hälfte des 18. Jahrhunderts entstandene Ausleger des Gasthofs ›Zum Lamm‹ im badischen Kürnbach. Rankenwerk, Trauben und Blüten, der eingefügte Vogel, das Wappen und der Posaune blasende Engel, das vergoldete Lamm mit der Siegesfahne, die nun die Farben Badens zeigt: hier fügt sich alles zu einem heiterbeschwingten Meisterwerk der Schmiedekunst des Rokoko.

Das jetzige ›Hotel Goldenes Lamm‹ gehört im Kern zu den ältesten Gebäuden Schorndorfs. Der eindrucksvolle Fachwerkbau, den der Zimmermeister Matthis Atzisberger um 1660 anstelle des durch den großen Stadtbrand von 1634 vernichteten Gerberhauses errichtete, war ab 1730 Gasthaus. Der bei der jüngsten, grundlegenden Erneuerung des Hauses hinzugekommene prächtige Ausleger mit dem Agnus Dei stammt aus der Werkstatt des Allensbacher Kunstschmieds Friedrich Straub, der ihn in Anlehnung an alte Vorlagen gestaltete.

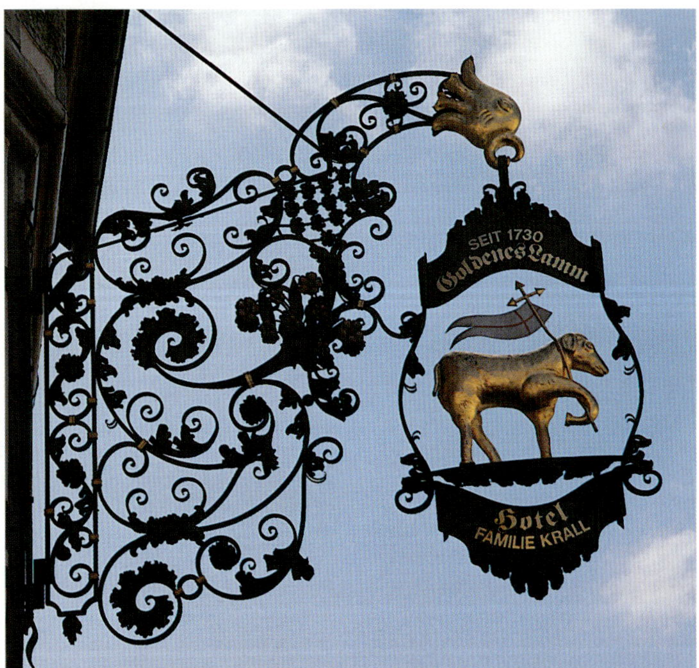

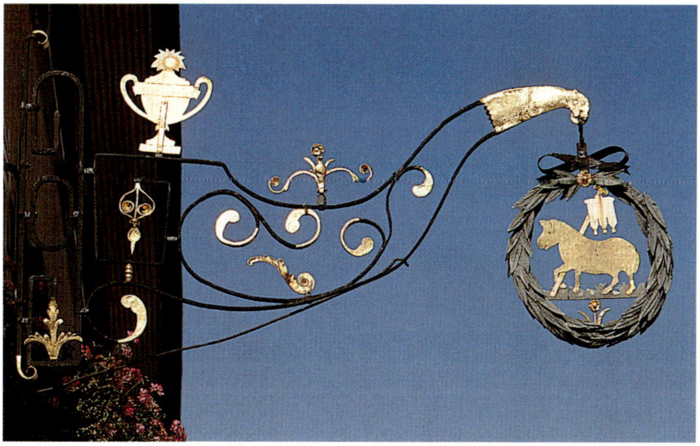

Das um 1590 erbaute Haus an der Kirchstraße in Tettnang, dessen Wirt im Jahr 1664 ›Schank- und Metzgrecht‹ und die Schildgerechtigkeit erhielt, wechselte seinen Namen ungewöhnlich häufig. Hieß es nach dem Kauf durch den Gastwirt Johann Melchior Strauß im Jahr 1638 zunächst ›Zum Strauß‹, so ab 1762 ›Zur Krone‹ und ab 1807 ›Zum Lamm‹.
Um diese Zeit entstand auch das Wirtshausschild mit dem in Blechschnitt gearbeiteten liebenswert-naiven Osterlamm.

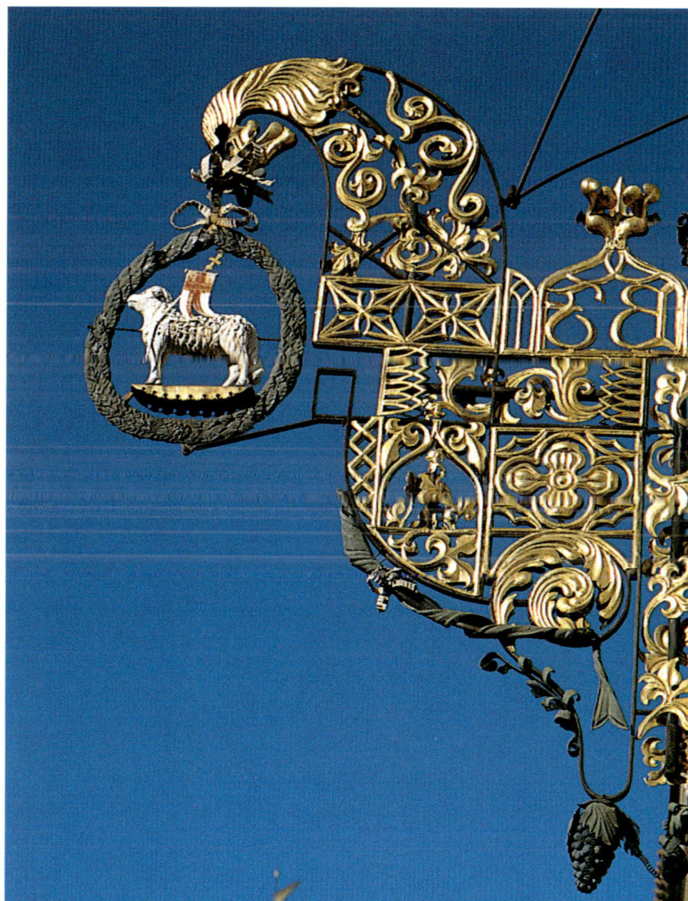

Mit seiner auftrumpfend üppig eingesetzten Vergoldung wirkt das im späten 19. Jahrhundert entstandene Schild am ›Gasthof Lamm‹ in Sterzing auffallend prunkvoll. Doch zeigt der Tragarm mit seinen aneinandergefügten Eisenguß-Elementen das Schmiedehandwerk an einem Tiefpunkt seiner Entwicklung. Weit qualitätvoller und wahrscheinlich von einem vorhergehenden älteren Ausleger stammend, ist das Lamm, das Agnus Dei im grünen Kranz.

Einst kostbarster Besitz: Roß und Rößl

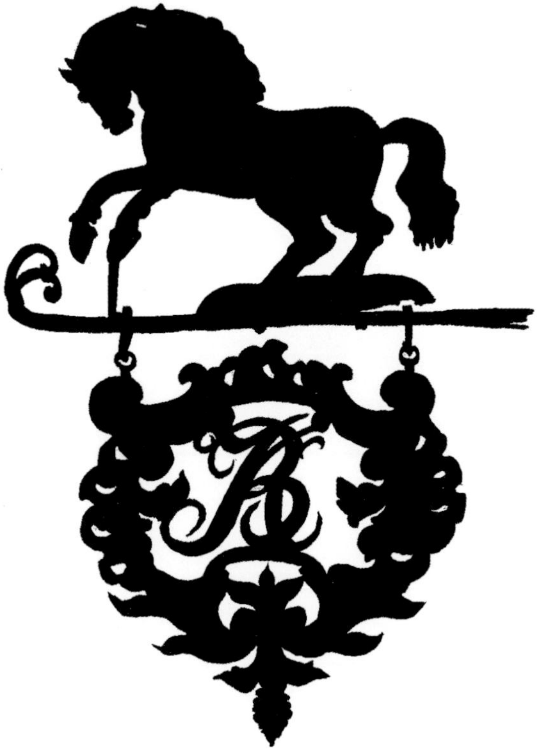

Außergewöhnlich und eng ist das Verhältnis zwischen Mensch und Pferd von alters her. Kein anderes Tier hat dem Menschen nach seiner Zähmung so viel Macht verliehen, kein anderes auf ähnliche Weise Eroberungen ermöglicht und Geschichte beeinflußt. Oft wurde das Pferd als wichtigstes und geliebtestes Eigentum, als Freund und Kampfgenosse, zusammen mit dem toten Besitzer bestattet. Manchmal glaubte man, Pferde trügen die Seelen Verstorbener ins Jenseits. Oft schrieb man ihnen wie in Niederbayern sogar die Gabe der Weissagung zu: Hieß es doch dort häufig ›d'Roß merken es z'erst‹ und nicht nur ›Weiber sterben, kein Verderben; Roß verrecken, welch ein Schrecken‹.

Bei vielen frühen Kulturen wurde den Pferden göttliche Verehrung zuteil oder sie galten zumindest als Vertraute der Götter, als Mittler zwischen Gott und den Menschen. Bei Sumerern, bei Griechen und Römern sprengte der Sonnengott vierspännig mit strahlend weißen Sonnenrössern über das Firmament. Oft waren die Götter beritten und im antiken Rom hat man die Kaiser hoch zu Roß verherrlicht. Das Reiterstandbild blieb von da an bis weit in die Neuzeit die beliebteste Form des Herrscherdenkmals. Galt reiten doch immer auch als ein Vorrecht. Und dies so sehr, daß sich mancher Fürst in seinem Schloß sogar eine besondere Treppe einbauen ließ, nur um bis zu den Gemächern des ersten Stocks reiten zu können. Lang waren auch Krönungs- und Bestattungszeremonien mit glanzvollen Pferdeaufzügen verbunden.

Hufeisen gelten noch heute als Glückssymbole und nicht umsonst spannt man so gern Schimmel vor die Hochzeitskutschen. Wie sehr das Pferd darüber hinaus noch immer in Bewußtsein und Brauchtum verwurzelt ist, beweisen die zahlreichen Pferdeumritte und die zu Ehren bestimmter Heiliger stattfindenden Reiterprozessionen, deren Tradition ungebrochen ist oder sogar wieder auflebt. Nicht zu übersehen ist die Beliebtheit des Pferds bei den Wirten, begegnet es uns doch landauf, landab als rotes oder schwarzes, vor allem aber als glückverheißendes weißes Rößl auf den Wirtshausschildern.

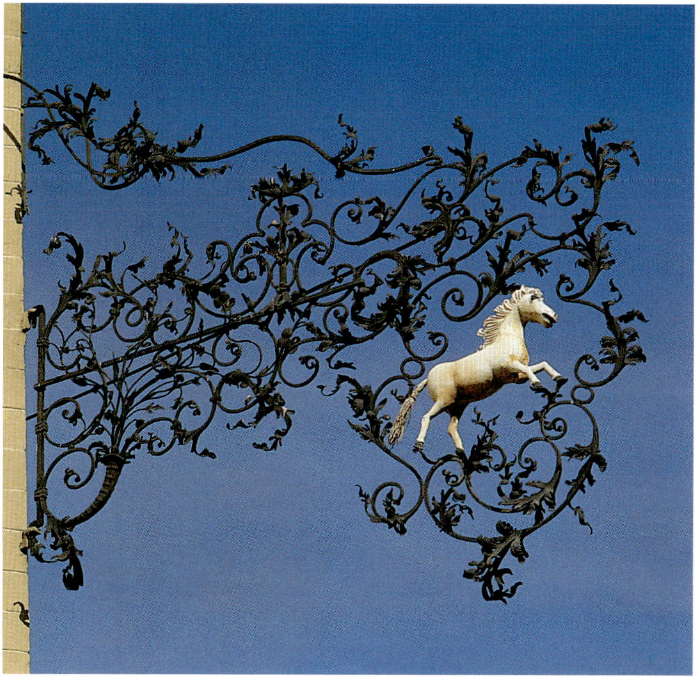

Der 1586 von Silvestro Del Gallo erbaute Gasthof ›Zum Weißen Rößl‹ in Kaltern zählt zu den typischen Renaissancebauten des Überetsch.
Von harmonischer Schönheit ist das Wirtshausschild mit dem verhältnismäßig kleinen springenden weißen Pferd: eine meisterhafte, zierliche, geradezu spielerisch leichte Schöpfung des Rokoko; eine Arbeit, bei der ein unbekannter Schmied alle Möglichkeiten seiner Kunst und seiner Zeit ausschöpfte.

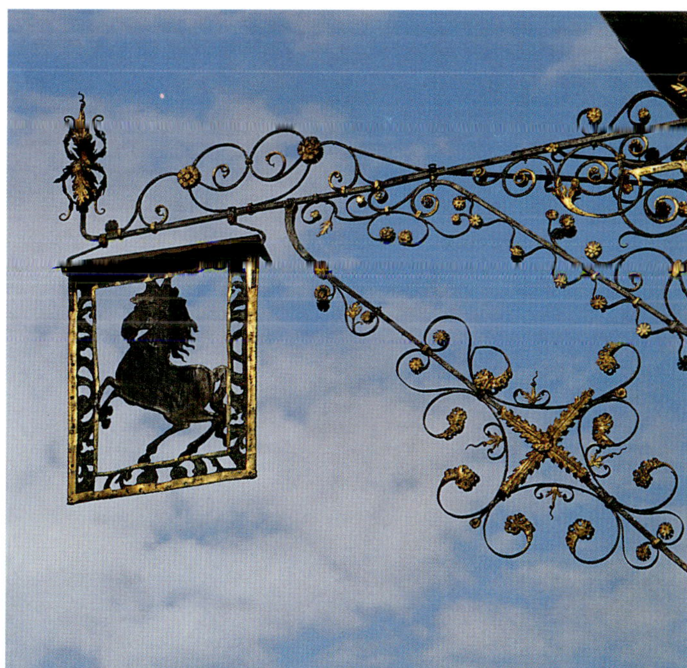

Recht ungewöhnlich im Zusammenklang von Bannerschild und ornamental ausgestaltetem Träger, dabei handwerklich höchst qualitätvoll ist der im frühen 19. Jahrhundert entstandene Ausleger am ›Gasthof zum Rößle‹ in Isny. Er besticht mit der Klarheit seiner Linienführung, mit der Harmonie der im Dreieck zwischen Stütze und Tragarm verhältnismäßig sparsam eingesetzten Blattmotive und Blütenrosetten, mit der Qualität der Doppelblüte am Ende des Tragarms und mit dem kraftvoll aufgebäumten Rappen im Rechteck des Bannerschilds.

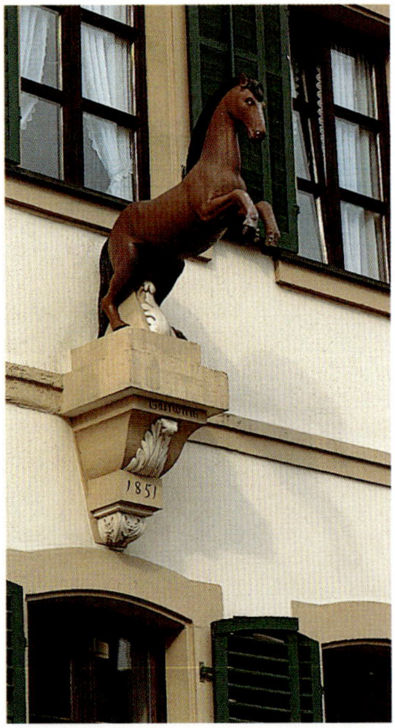

Der jetzige ›Landgasthof zum Ross‹ in Dorfgütingen bei Feuchtwangen mit seiner eindrucksvollen Fassadengliederung ist ein bemerkenswert stattlicher Bau des Jahres 1851. Seit dieser Zeit steht auch das rote Rößl, das dem Haus den Namen gab, sprungbereit auf seiner Konsole.

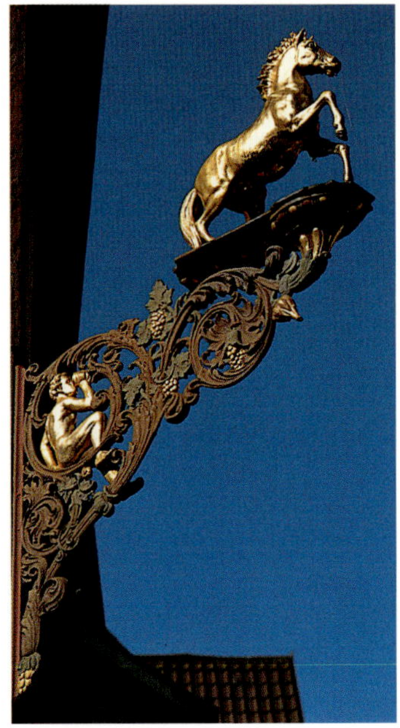

Das heutige ›Restaurant Rössle‹ in Calw wird im Jahr 1671 zum erstenmal als Gasthaus und Metzgerei erwähnt. Seit 1876 befindet sich das Haus in Familienbesitz. Um diese Zeit entstand auch der Ausleger mit seinem charakteristischen gußeisernen Arm und dem vollplastischen goldenen Rößl.

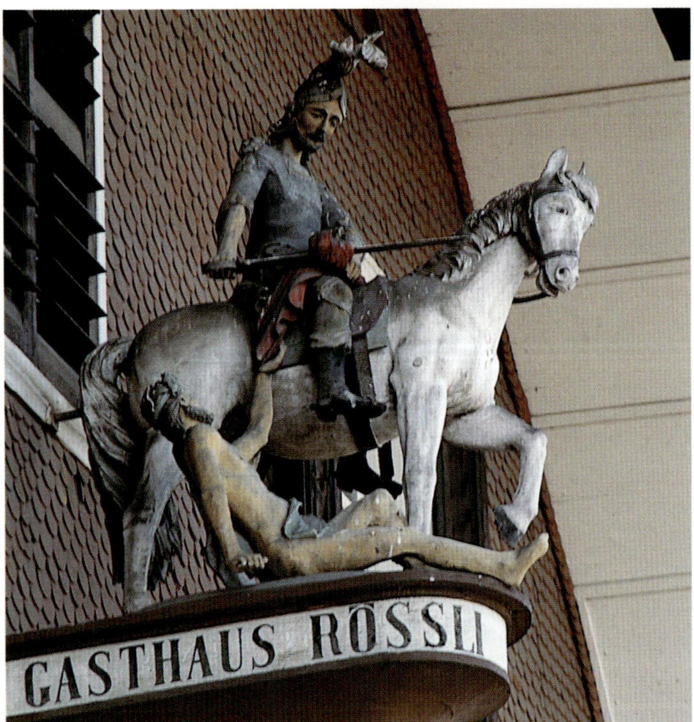

Gegründet wurde das jetzige ›Gasthaus Rössli‹ in Schachen bei Luzern schon im Jahr 1776. Als man das Haus 1941 durch einen Neubau ersetzte, hat man die Anfang des 19. Jahrhunderts entstandene, fast lebensgroße Reiterfigur des hl. Martin, die im großen geschweiften Giebel steht, ebenso übernommen wie das ursprüngliche bemalte Bannerschild aus Holz. Es zeigt den hl. Georg im Kampf mit dem Drachen, umgeben von den Wappen der 13 alten eidgenössischen Ortschaften und der Inschrift ›All hier zum Rössli‹.

Im Jahr 1842 hat man das Haus des heutigen ›Landgasthof Rössli‹ in St. Peterzell bei Wattwil, das 1798 schon einmal versetzt worden war, durch Meister Enoch Breitenmoser ›ganz und aufrecht‹ auf das jetzige Grundstück verbracht. Der Bau wurde danach noch mehrfach verändert, zuletzt im Jahr 1955, als der hohe hölzerne Giebel seine aufwendige Bemalung erhielt. Das Wirtshausschild, eine liebenswert-naive Arbeit des Biedermeier, dürfte um die Mitte des 19. Jahrhunderts entstanden sein.

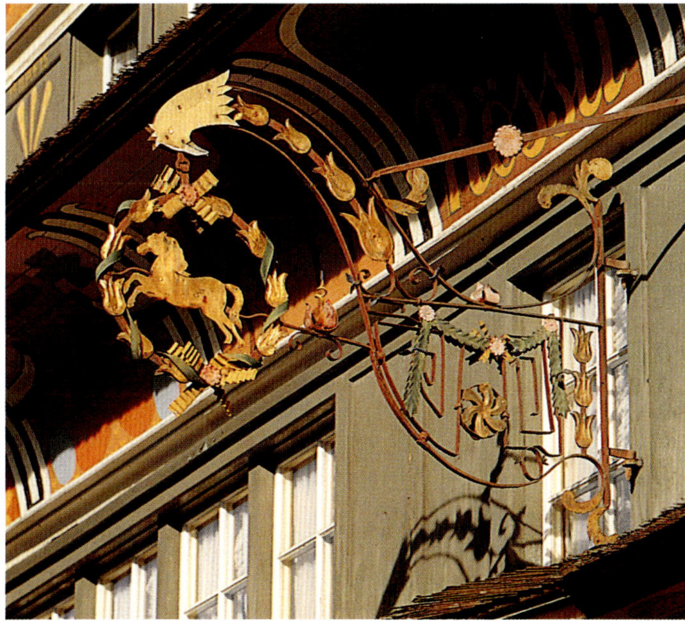

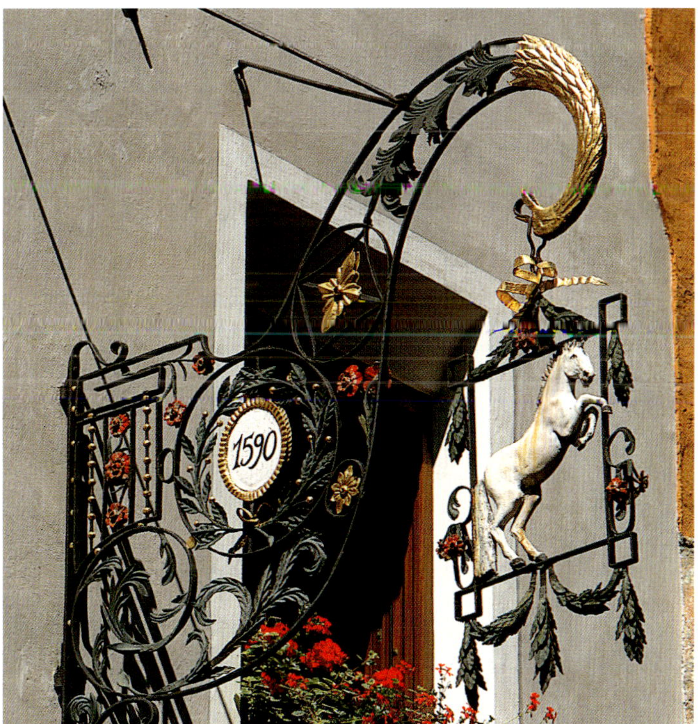

Im Jahr 1775 besitzt ein Balthasar Zoller die ›3 gaaden hohe Schild-Wirtsbehausung am Weißen Rößl‹ in der Innsbrucker Altstadt. Um diese Zeit entstand auch der erneuerte Ausleger am heutigen ›Gasthof Weisses Rössl‹ mit dem springenden Schimmel in der rechteckigen, mit Blattgirlanden geschmückten Rahmung. Das Haus ist weit älter. Es wird 1519 erstmals erwähnt und bereits im Jahr 1590 an einen Wirt verkauft.

Im und am Wasser
Schiff, Fisch und Fischer

Alle Mythologien und Religionen sehen im Wasser den Anfang der Schöpfung und den Beginn des Lebens. Kein Wunder, daß der Fisch als auffälligstes und bekanntestes der im Wasser lebenden Tiere oft als Inbegriff der Fruchtbarkeit und des sich ständig erneuernden Lebens gilt. Es gab Götter und Dämonen, die man in Fischgestalt verehrte, oft als besonders großen Hecht. Fische galten als Verkörperungen göttlicher und dämonischer Kräfte, als Orakeltiere und Zukunftskünder. Im Volksglauben sind Fische Sexualsymbole und Glücksbringer wie der Krebs; Fischamulette dienen dem Liebeszauber und der Abwehr des bösen Blicks. Die frühen Christen schufen sich im Bild des Fisches ein seit dem 2. Jahrhundert bezeugtes Sinnbild Christi und das geheime Erkennungszeichen ihrer jungen Gemeinde. Lang hat man wohl auch jene auf Wirtshausschildern gar nicht so seltene Erzählung des Alten Testaments symbolisch gesehen, in der Jonas von dem Wal, der ihn verschlungen hatte, nach drei Tagen wieder an Land gespien wird. Weit häufiger aber ist der Fisch auf dem Wirtshausschild vor allem Hinweis auf einen besonderen Speisezettel oder einen Treffpunkt von Seeleuten und Fischern.

Ähnliches gilt für Schiff und Anker, mit denen sich eine kaum weniger vielfältige Symbolik verbindet. Mancher Wirt mag sich bei der Wahl seines Gasthauszeichens an die Arche Noah und das Schiff Petri erinnert haben. Mancher sah im Schiff vielleicht ein Sinnbild des allen Stürmen trotzenden Lebens, im Anker ein Zeichen der Zuversicht und der Hoffnung oder das Attribut des hl. Nikolaus, dieses Patrons der Fischer und Seefahrer. Häufiger aber ist es einfach die Nähe des Wassers, die dazu veranlaßte, einen Anker oder eines der dank seiner Takelage besonders attraktiven Schiffe vor das Haus zu hängen.

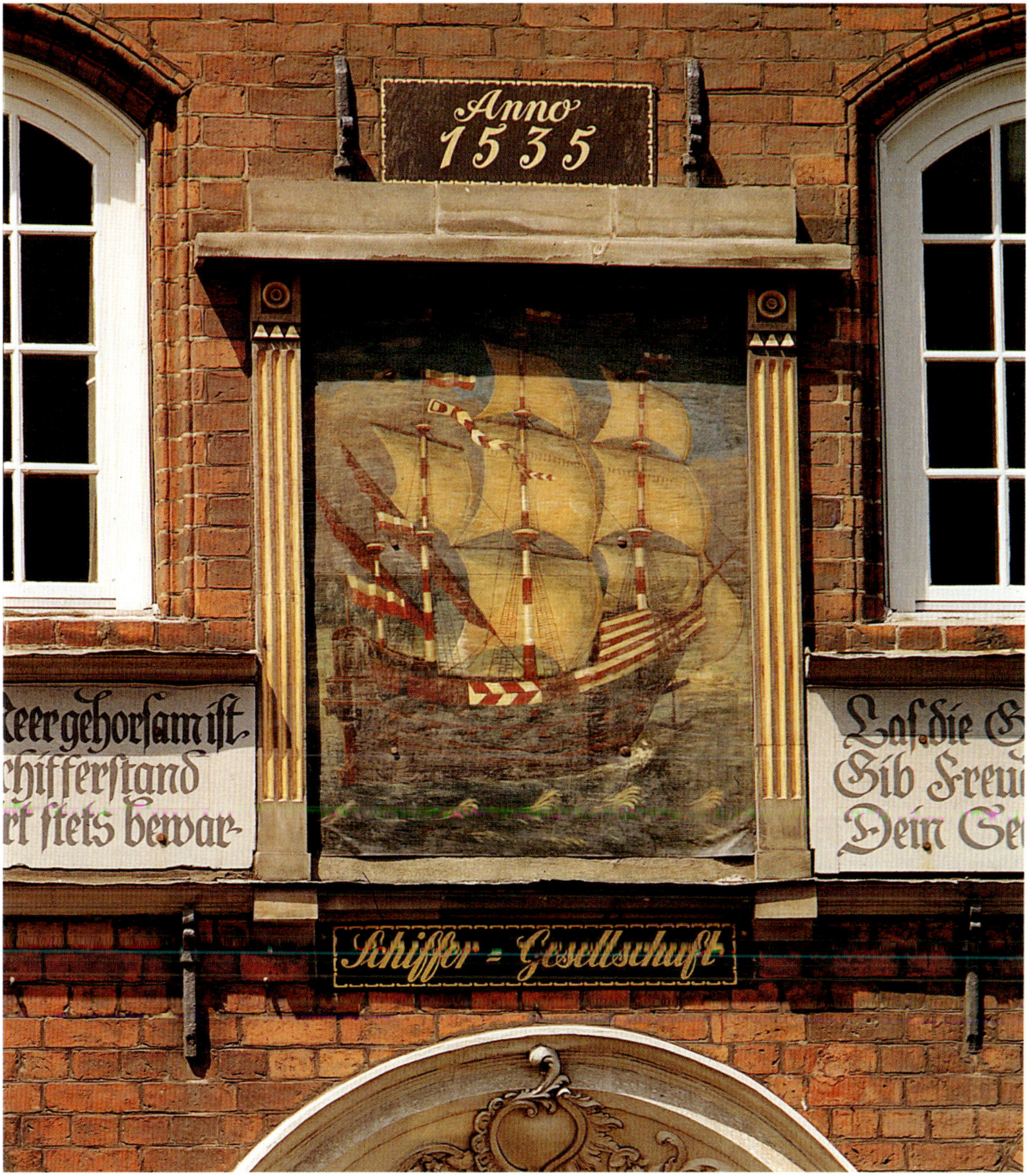

Nahezu unverändert blieb das Haus der ›Schiffer-Gesellschaft‹ in Lübeck erhalten, das von den religiösen Genossenschaften der Schiffer und Kaufleute ›to nutte unde wolfart des gemeyne seevarende manß unde to troste der armen‹ im Jahr 1535 gegründet wurde.

In der bildlichen Darstellung des aufgetakelten Schiffes haben wir ein Beispiel jener auf die Hauswand gemalten Gasthausschilder vor uns, die schon die Antike kannte und die sich im städtischen Bereich Norddeutschlands weit häufiger finden als im süddeutschen Raum.

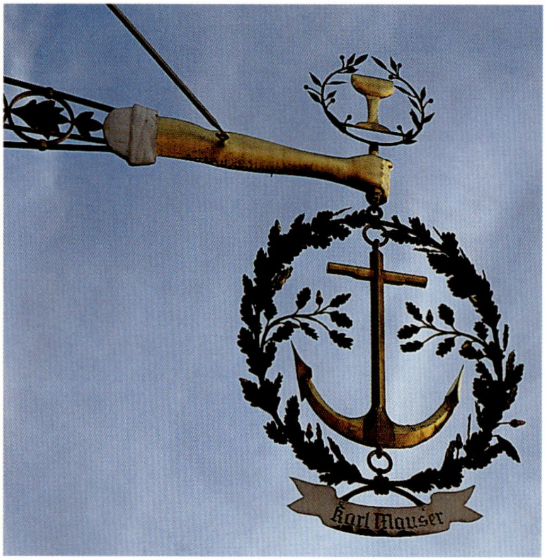

Recht ungewöhnlich ist der Tragarm des um 1900 entstandenen Auslegers am Gasthof ›Zum Anker‹ in Besigheim: Hält doch hier ein menschlicher Arm das von einem Eichenkranz umgebene Wirtshauszeichen.

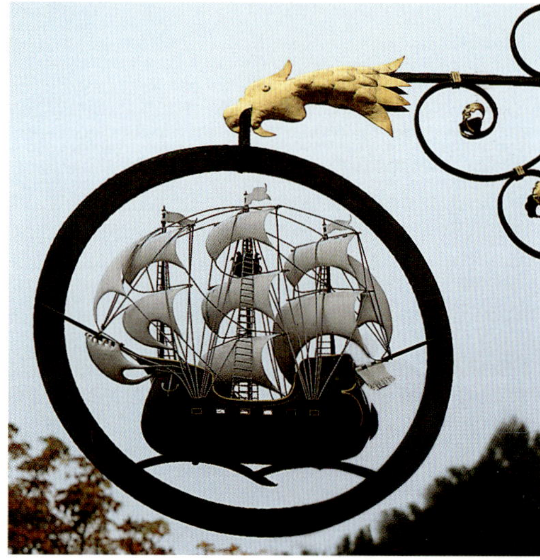

Höchst wirkungsvoll ist das stolze Segelschiff, mit dem der moderne Ausleger am ›Landgasthof Schiff‹ in Rheineck wirbt.

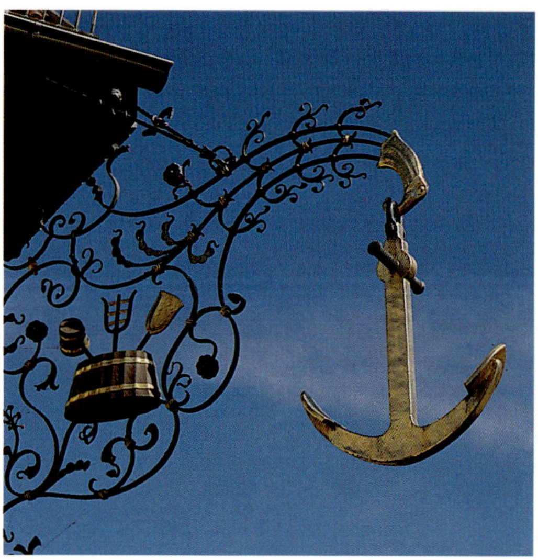

Die Brauerzeichen und ein echter vergoldeter Stockanker machen den modernen Ausleger zum sprechenden Symbol für den ›Brauerei Gasthof Anker‹ in Nagold.

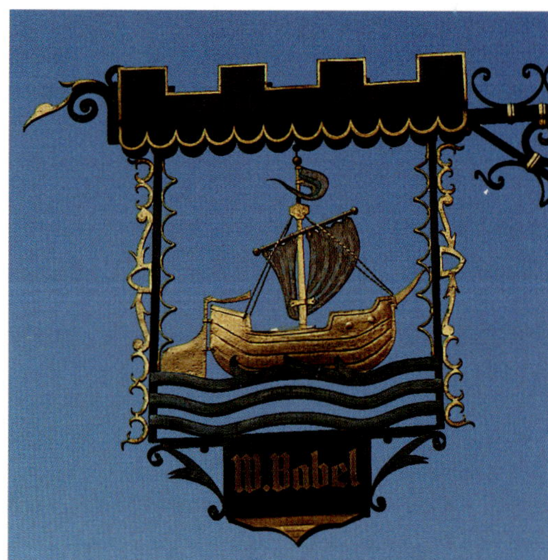

Das moderne Bannerschild am ›Gasthof zum goldenen Schiff‹ in Marktbreit erinnert an die Zeit, als die kleine fränkische Stadt einer der wichtigsten Schiffslande- und Umschlagplätze des ganzen Maintals war.

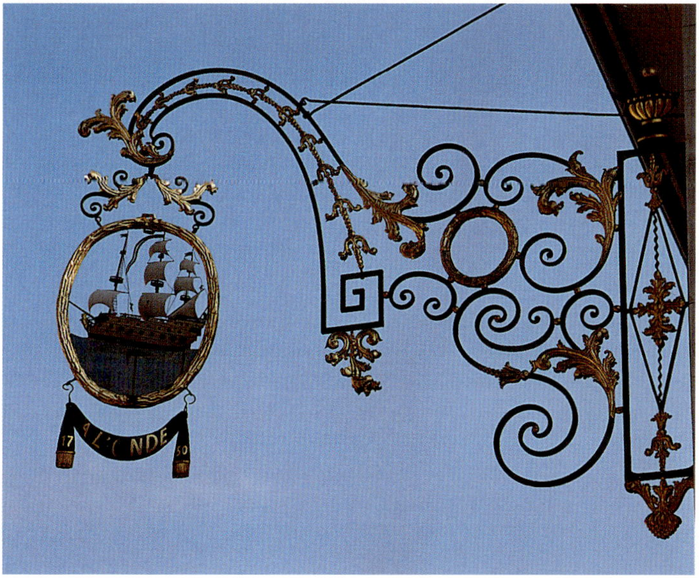

Seit 1750 besteht die ›Auberge de l'onde‹, das ›Gasthaus zur Welle‹, in der kleinen, so malerisch am Ufer des Genfer Sees gelegenen Ortschaft St. Saphorin. Um diese Zeit dürfte auch das prachtvolle Wirtshausschild mit dem Schiff und seinen geschwellten Segeln im Oval des goldenen Rahmens entstanden sein.

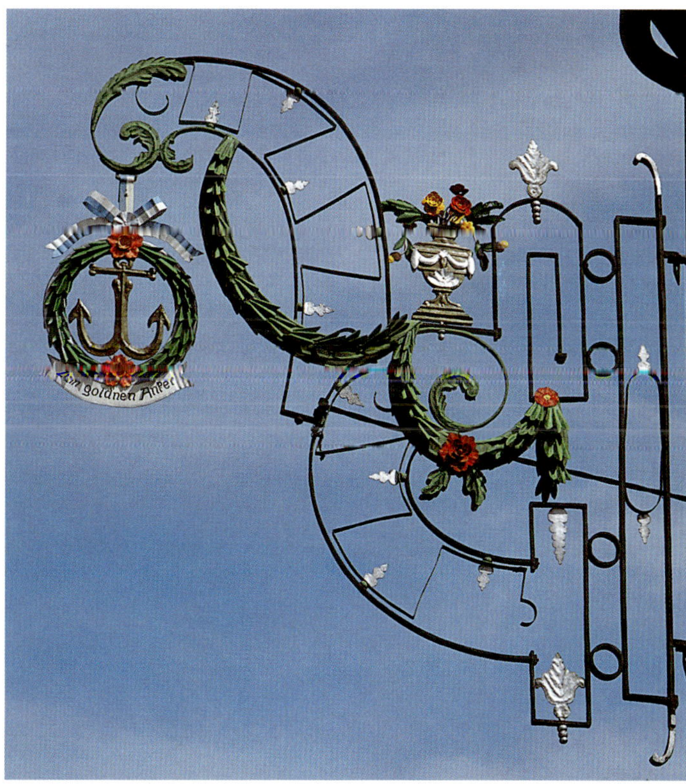

Der Ausleger am Gasthof ›Zum goldnen Anker‹ im oberpfälzischen Schmidmühlen, den der ortsansässige Schlosser Böhm um 1840 fertigte, ist mit seiner Blumenvase und den Blattgirlanden ein schönes und charakteristisches Beispiel für die Schmiedekunst des Biedermeier. Er erinnert gleichzeitig an die Bedeutung, die der schon im Jahr 1010 als Lände und Stapelplatz erwähnte Ort für die bis ins 19. Jahrhundert blühende Schifffahrt auf der Vils hatte.

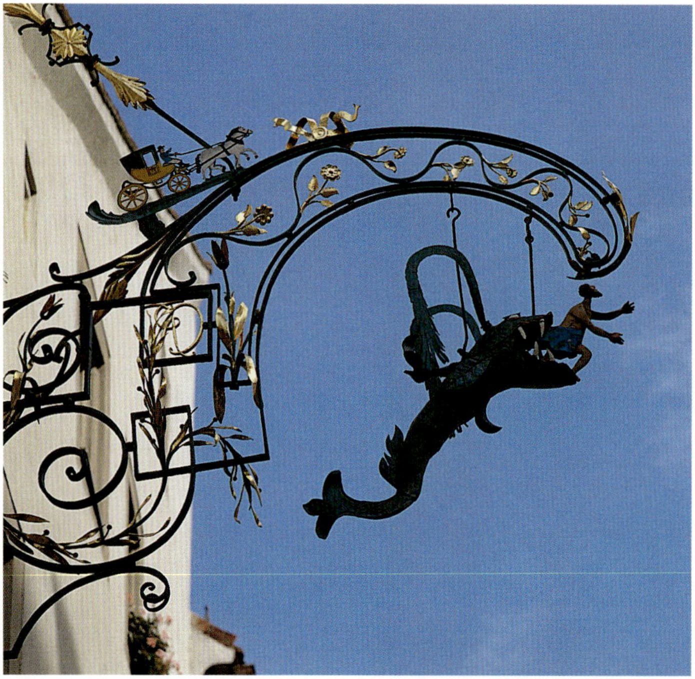

Vom ›Gasthaus zum Walfisch‹ in Regensburg ist schon im 16. Jahrhundert die Rede. Im Jahr 1686 erlebte Sir George Etherege, königlich englischer Gesandter beim Immerwährenden Reichstag, berühmter Poet und Mitbegründer der ›comedy of manners‹, in diesem Haus eines jener galanten Abenteuer, von denen er immer wieder nach London berichtete. Erst um 1790 entstand das Wirtshausschild, das so witzig und unübertrefflich jene Szene zeigt, in der der Prophet Jonas nach den drei Tagen im Bauch des drachenähnlichen Wals wieder an Land gespieen wird, während eine riesige Wasserfontäne gen Himmel steigt.

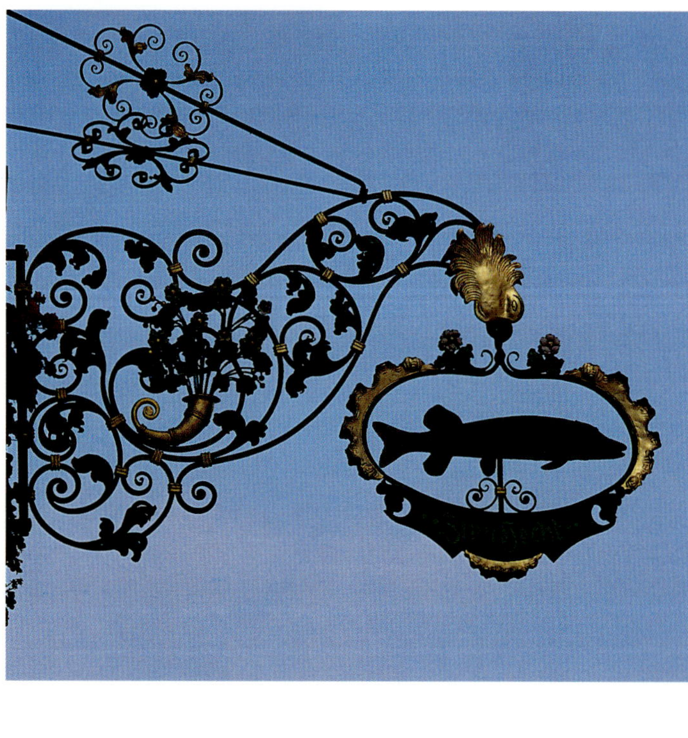

Das 1524 am Ufer des Zuger Sees erbaute Haus des jetzigen ›Restaurant Hecht‹ entspricht ganz der lokalen Bautradition. Wie der Vorgängerbau soll es von Anfang an Fischküche gewesen sein. Weit jünger ist der erst vor etwa zwanzig Jahren entstandene Ausleger, dessen Schöpfer sich an barocken Vorbildern orientierte.

Von den weit mehr als 50 geschmiedeten Auslegern des 16. bis 19. Jahrhunderts, die noch nach 1945 zum Bild der oberösterreichischen ›Eisenstadt‹ Steyr gehörten, ist nur ein Bruchteil erhalten. Darunter das qualitätvolle Wirtshausschild am Gasthof ›Krebs‹ mit seinen Rokokoformen und der recht seltenen Darstellung dieses einst so häufigen Wasserbewohners. Im 18. Jahrhundert entstanden, ist dieser Ausleger rund zweihundert Jahre jünger als das Gebäude des Gasthauses, das mit seinem Erker und dem spätgotischen Arkadenhof noch aus dem 16. Jahrhundert stammt.

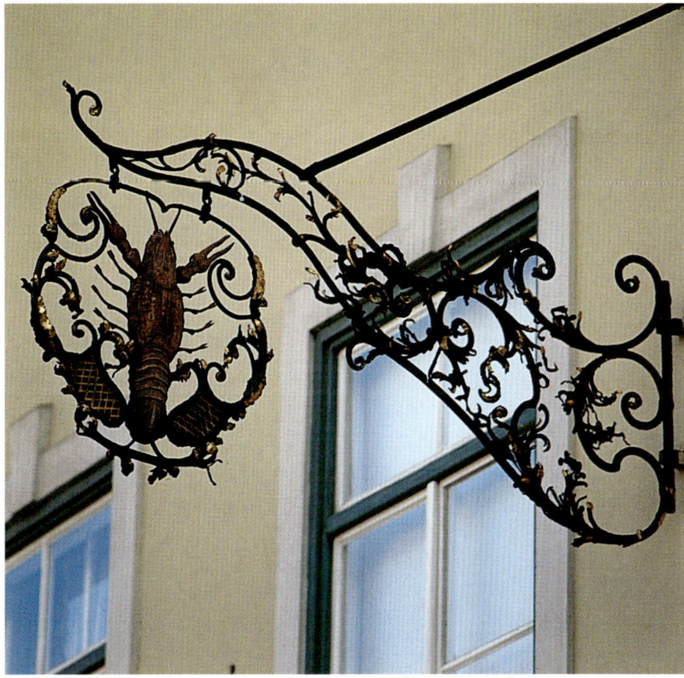

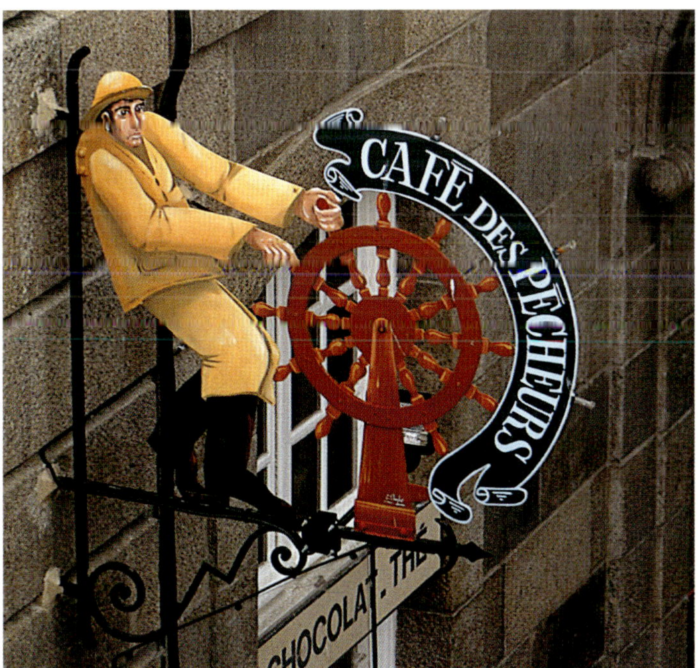

Das moderne Schild des in der Altstadt von St. Malo gelegenen ›Café des Pêcheurs‹ erinnert mit dem Steuermann im gelben Ölzeug an die Bedeutung, die diese bretonische Hafenstadt noch immer für die französische Hochseefischerei hat.

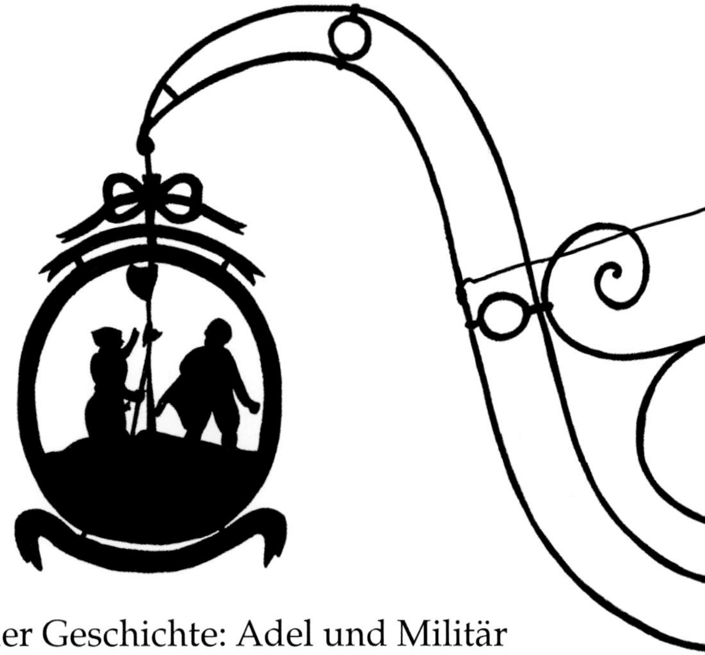

Eng verbunden mit der Geschichte: Adel und Militär

Adel, Waffenhandwerk und geschichtlich überlieferte Ereignissse waren im Abendland durch die Jahrhunderte aufs engste miteinander verknüpft. Kriegerische Leistung, Besitz und Herrschaftsrechte bildeten die Grundlage einer in König und Kaiser gipfelnden Adelshierarchie von Fürsten und Grafen, Rittern und Knechten.
Es sind die schwer gerüsteten Reiter, die Ritter, die als Berufskriegerstand bis zur Erfindung des Pulvers die Art und Weise der Kriegsführung bestimmten und mit ihren Idealen vom 11./12. Jahrhundert an das höfische Leben und das Standesethos der sich allmählich herausbildenden feudalen Gesellschaft prägten. Das um diese Zeit aufkommende Tragen von starkfarbigen Wappen – abgeleitet von wâpen = Waffen – auf Helm und Schild, ergab sich aus der Notwendigkeit, den vollgerüsteten Krieger mit seinem geschlossenen Helm selbst aus der Ferne für Freund und Feind erkennbar zu machen.

Zahlreiche Tiere, die man damals zu Wappenbildern machte, bevorzugt Löwe und Adler, Einhorn und Greif, erscheinen auch auf Wirtshausschildern. Dazu die Rose, die viele englische Herrscher in ihrem Wappen führten, und die Lilie, die als ›Fleurs de lis‹ seit 1179 im Banner der Bourbonen und aller späteren Könige Frankreichs auftaucht. Oft begegnet uns das aus drei Blütenblättern und Querband bestehende Oberteil dieser heraldischen Lilie auch als Abschluß der Tragarme von Bannerschildern. Doch nicht nur die Heraldik hinterließ auf den Wirtshausschildern ihre Spuren. Auch Kanoniere und Reiter in prächtigen Uniformen, Schwert und Helm sind zu finden, daneben bedeutende Persönlichkeiten und geschichtliche Ereignisse: der Große Kurfürst, die Drei Alliierten oder Königin Elisabeth und Friedrich der Große, in der Schweiz auch Wilhelm Tell, die Eidgenossen und die Vertreter der Drei Bünde mit ihren erhobenen Schwurhänden.

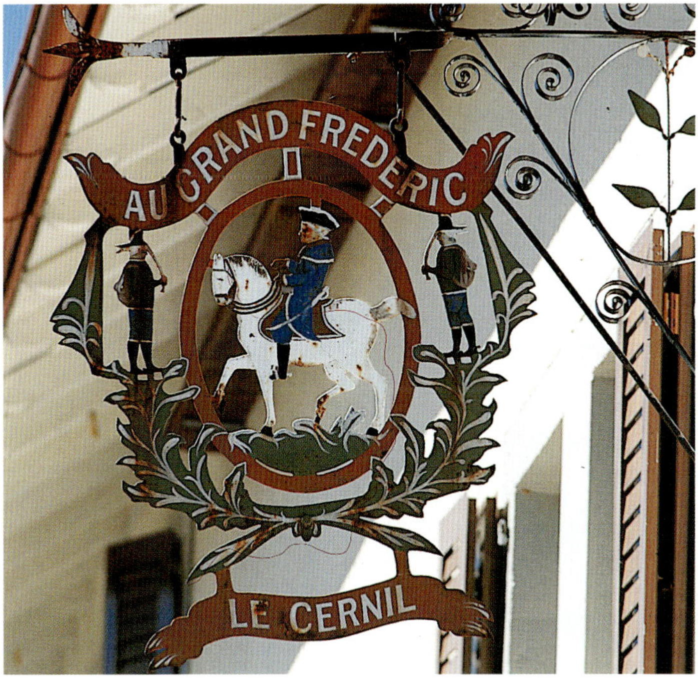

Ganz einsam liegt das jetzige ›Hôtel du Grand Frédéric‹ von Le Cernil – ursprünglich ein 1720 entstandener Meierhof des Klosters Bellelay – in 1185 m Höhe. Das wohl Anfang des 19. Jahrhunderts entstandene, in Blechschnitt-Technik ausgeführte Wirtshausschild erinnert daran, daß das damalige Fürstentum Neuenburg im Jahr 1707 in den Besitz König Friedrichs I. von Preußen überging und erst 1814 als 21. Kanton zur Schweiz kam.

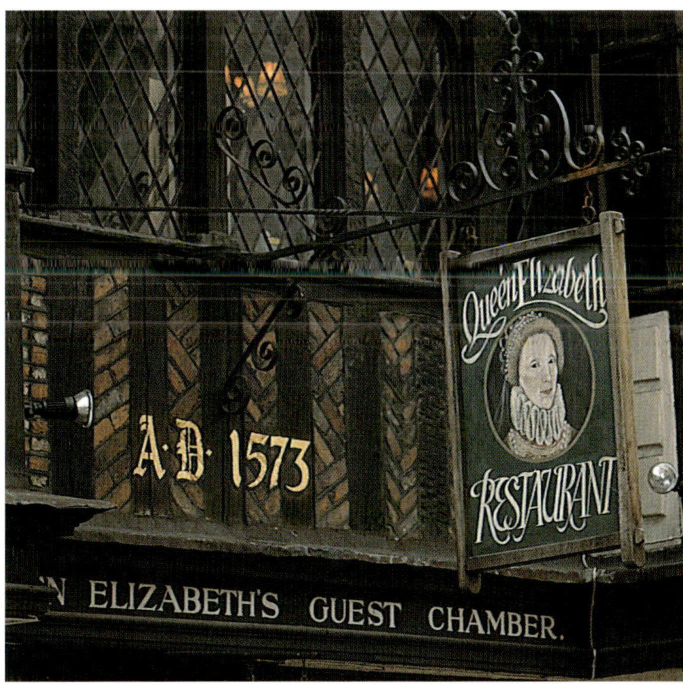

Seit 1573 ist das jetzige ›Queen Elizabeth Restaurant‹ in Canterbury Gasthaus. Recht typisch für die Wirtshausschilder im Süden Englands ist die gemalte Tafel mit dem Porträt der Königin.

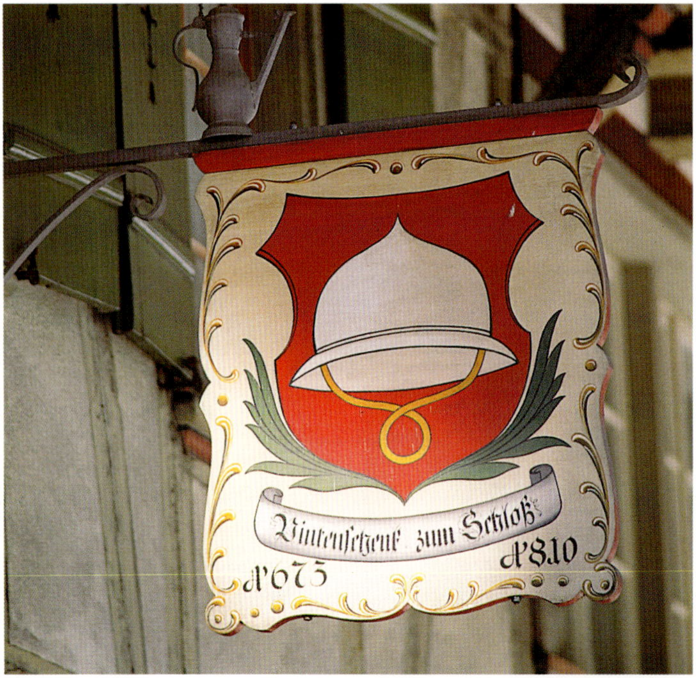

Der jetzige ›Gasthof Schloß Landshut‹ in Utzenstorf wurde im Jahr 1894 erbaut und gehörte bis um 1940 zum Besitz der einzigen, noch heute nur über Brücken zugänglichen Wasserburg des Kantons Bern, die man im 17. Jahrhundert als Vogteisitz neu errichtet hatte. An Vorbildern dieser Zeit orientiert sich auch das gemalte, moderne Bannerschild.

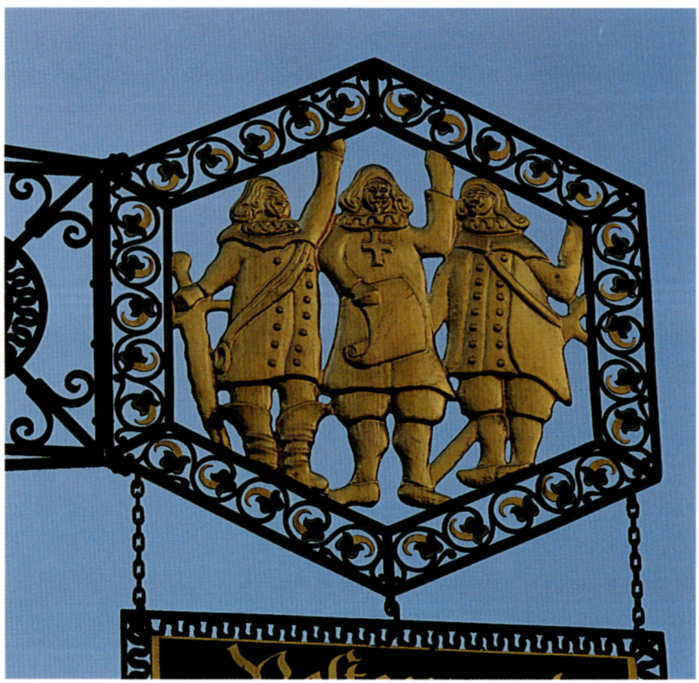

Am Beginn des Schweizer Kantons Graubünden steht der Zusammenschluß der ›Drei Bünde‹ im Jahr 1471. Unvergessen ist dieses geschichtliche Ereignis, an das auch der Ausleger am ›Restaurant drei Bünde‹ in Chur erinnert.
Das für den Historismus des ausgehenden 19. Jahrhunderts typische Schild aus vergoldetem Gußeisen zeigt die Vertreter der drei Bünde mit erhobenen Schwurhänden.

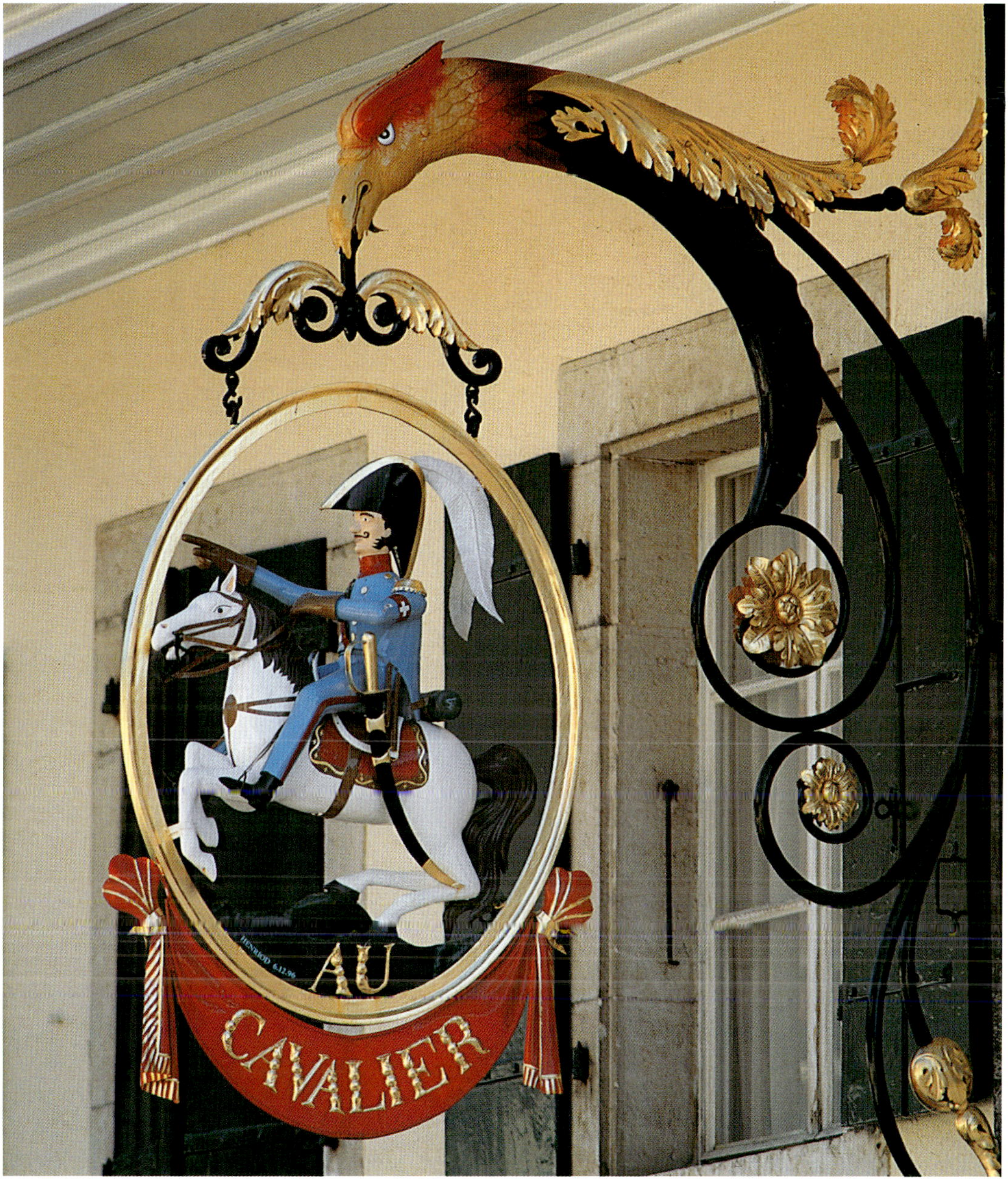

Ungewöhnlich qualitätvoll ist das erst kürzlich renovierte Schild mit dem Reiter, das Julian Bovy – er stammte aus einer Genfer Familie von Malern und Medailleuren – um 1840 für seinen Vetter, den Gemeindepräsidenten der hoch über dem Genfer See gelegen Ortschaft St.-George und Wirt der dortigen Herberge ›Au Cavalier‹ fertigte.

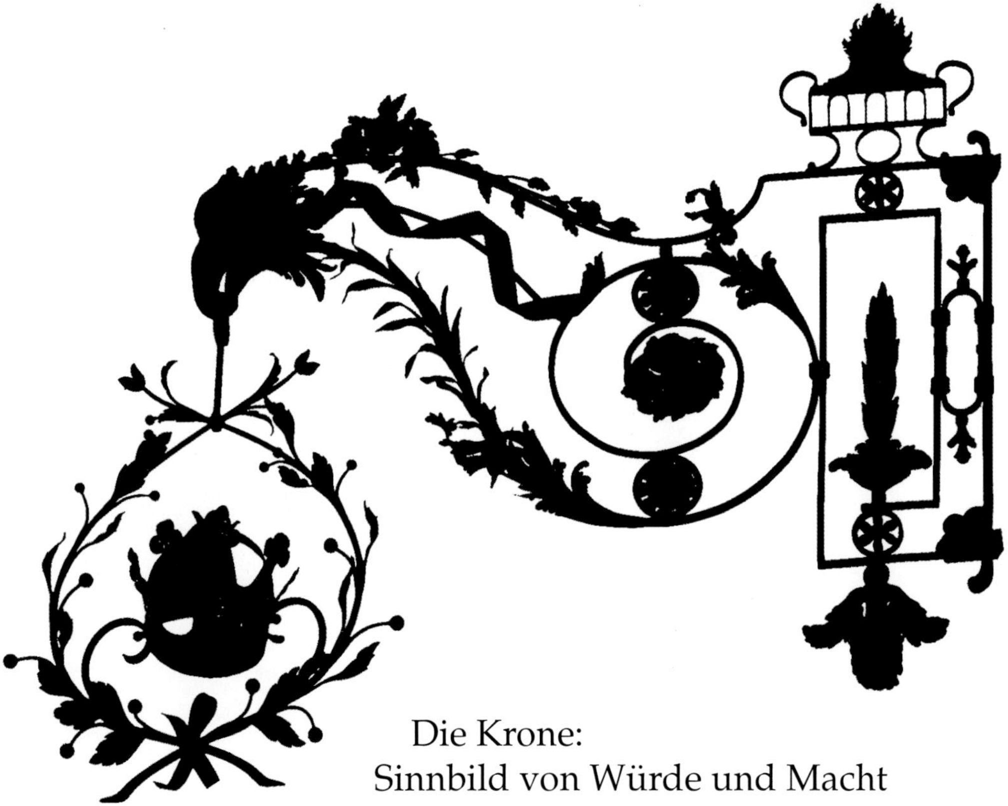

Die Krone: Sinnbild von Würde und Macht

›Mit Blumen geschmückt gefällst Du den Göttern – sie wenden sich ab, opferst Du unbekränzt‹ heißt es bei der griechischen Dichterin Sappho. Auch bei den Römern gehörte die *Corona*, ein aus Blüten oder Blättern, bei besonders festlichen Anlässen auch aus Gold gefertigter Kranz, zu Feiern und Gottesdiensten. Später zeichnete man mit dem Lorbeerkranz Wettkampf-Sieger und verdiente Männer aus, durften ihn die Feldherrn im Triumphzug tragen. Schließlich wurde der ursprünglich den Göttern vorbehaltene Kranz in all seiner mythischen und religiösen Kraft zum Attribut des Kaisers, zu einem vom ganzen Abendland übernommenen Sinnbild der Würde und Macht des Herrschers: zur Krone.

Die Gestaltung des zunächst glatten goldenen Reifs folgte einer strengen, im Lauf der Jahrhunderte jedoch mehrfach abgewandelten Differenzierung, die den Rang und die Stellung des Besitzers sofort sichtbar werden ließ. Je nach Breite und Ornamentierung des Reifs, dem Vorhandensein oder Fehlen von Bügeln und Reichsapfel, je nach Anzahl und Anordnung der Blattornamente, der Vielzahl von Perlenzinken und Edelsteinen, entstanden Kaiser- und Königskronen und die den einzelnen Adelsgraden zustehenden Rangkronen.

Die alte Königskrone, eine einfache Blätterkrone, hat man vom 18. Jahrhundert an in heraldischer Form auch als Bekrönung bürgerlicher Monogramme und Zunftzeichen verwendet. Mehr oder weniger stilisiert erscheint sie auch auf den meisten Wirtshausschildern ›Zur Krone‹, wo sie vielleicht an den Aufenthalt eines hohen Herrn erinnert, auf jeden Fall aber an den Anspruch des Hauses.

Der Ausleger am ›Gasthof Krone‹ in Blaufelden erinnert an das Jahr 1930, in dem die Familie Richter den Gasthof übernahm: Halten die beiden Löwen über der prächtigen Blätterkrone doch das Wappen des von 1922-1933 bestehenden Freistaats Württemberg.

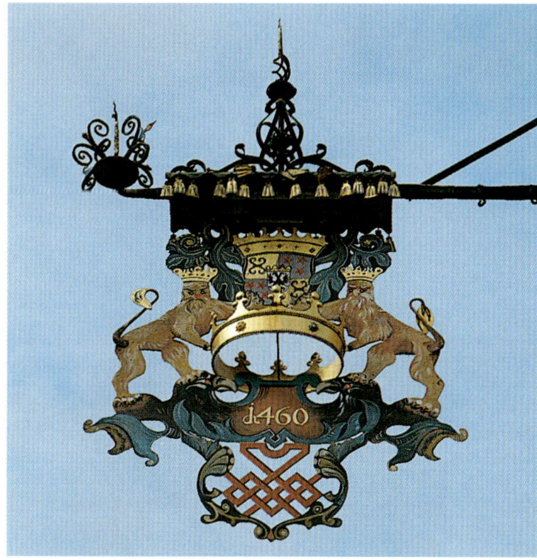

Der heutige ›Hotel-Gasthof Krone‹ in Niederstetten war ursprünglich eine seit 1460 bestehende fürstlich-hohenlohische Schänke. Das im letzten Krieg zerstörte Gasthauszeichen hat man 1956 originalgetreu nachgebildet.

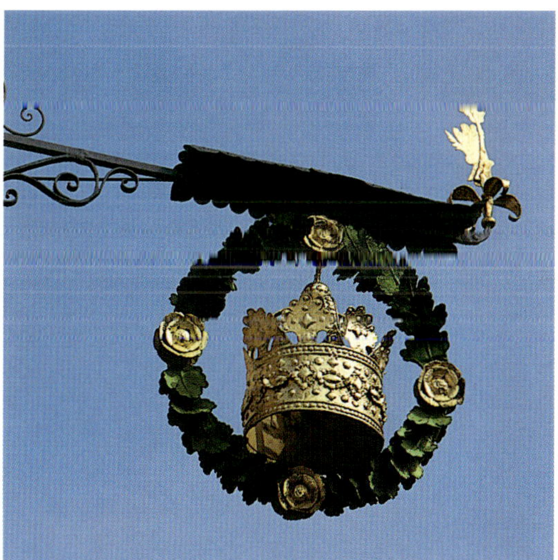

Seit dem 17. Jahrhundert ist die prächtige, der alten Königskrone nachempfundene Blattkrone mit dem ungewöhnlich breiten Kronreif Symbol des ›Brauerei-Gasthof Krone‹ in Berching.

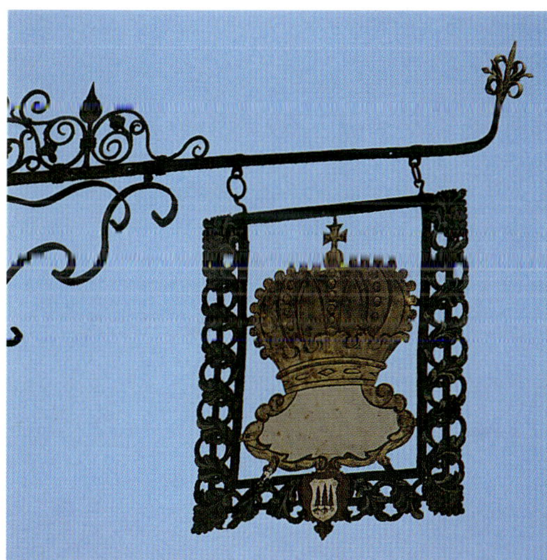

Schon im 17. Jahrhundert, lang vor dem Aufenthalt Kaiser Josefs II. im Jahr 1777, entstand das Bannerschild des Gasthauses ›Zur goldenen Krone‹ in Reutte, das auch das Wappen der Gemeinde zeigt.

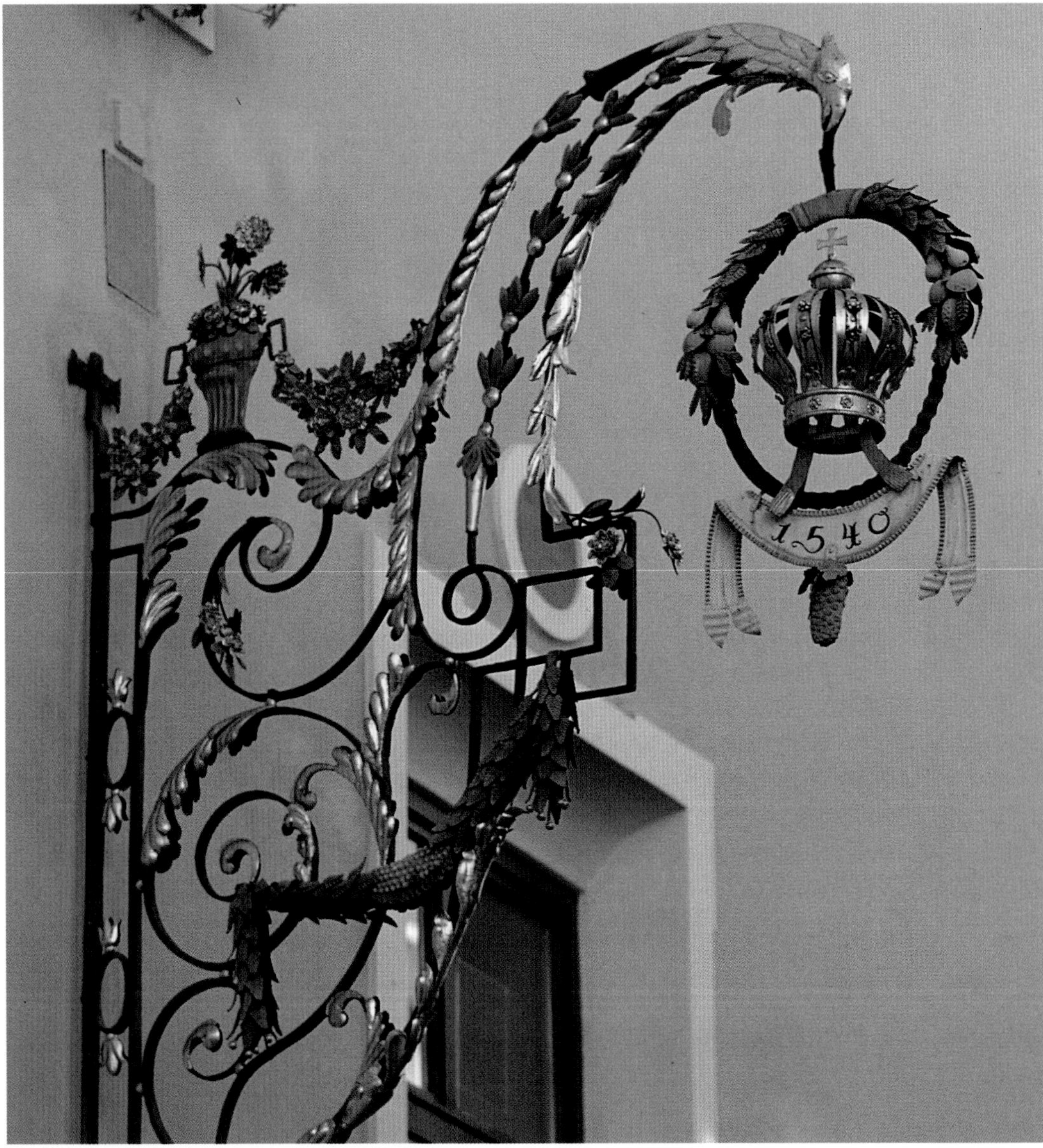

Der ehemalige ›Gasthof zur Krone‹ in Sterzing, in dem Persönlichkeiten wie Kaiser Franz Joseph und Kaiser Franz Ferdinand, Andreas Hofer, Johann Wolfgang von Goethe und Heinrich Heine abstiegen, zählt zu den ältesten historischen Gasthäusern Südtirols. Der Bau wurde wohl schon um 1200 als Burgsitz Herzog Ottos zusammen mit der Johanneskapelle gegründet. Im 15. Jahrhundert diente das ›Eppanerhaus‹, in dem 1492 eine nach Straßburg reisende venezianische Gesandtschaft abstieg, dem Johanniterorden als Hospiz; 1540 erhielt es das kaiserlich verbriefte Tiroler Wirtsrecht und nannte sich von da an ›Krone‹.
Der prachtvolle Ausleger mit der Königskrone in grünem Kranz und den beiden Trauben entstand Ende des 18. Jahrhunderts.

Wohlerhalten ist der farbig gefaßte, im 18. Jahrhundert gefertigte Ausleger für das seit 1926 nicht mehr bestehende ›Gasthaus zur Krone‹ in Sursee: Blütenrispen und vergoldete Akanthusranken, zwischen denen ein bizarrer Greif das Surseer Wappenschild hält, formen den Tragarm. Die Krone, eine einfache Rangkrone, schwebt in einem schlichten Kranz aus grünen Zweigen.

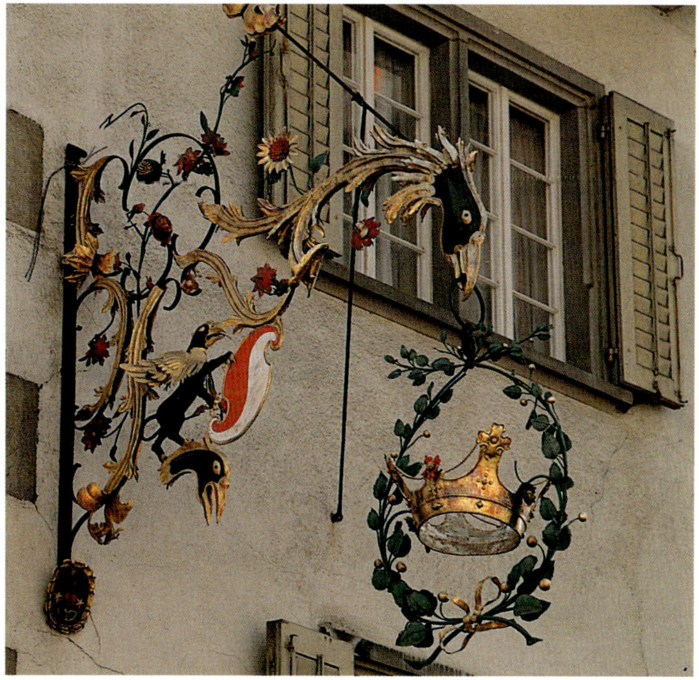

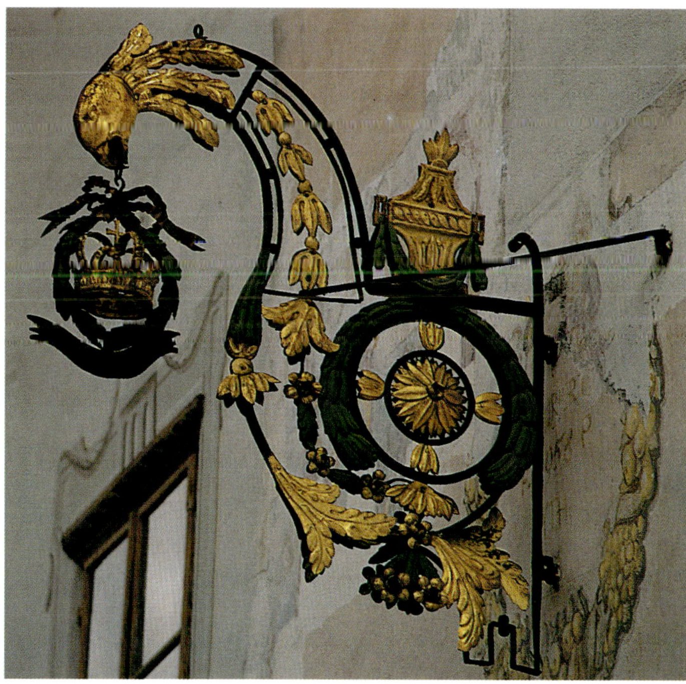

Seit 1684 gibt es den ›Gasthof Krone‹ in Umhausen / Ötztal, diesen ausnehmend stattlichen Bau mit seinen Fassadenmalereien und dem doppelgeschossigen, wappengeschmückten Erker.
Der nicht minder anspruchsvolle Ausleger entstand erst gegen 1800. Die Urne mit der Girlande, die große Rosette und der Lorbeerkranz, die Blüten und die üppigen Akanthusblätter, dazu die Königskrone im grünen, mit einer Schleife verzierten Laubkranz: alles fügt sich hier zu einer stilreinen Schöpfung des Klassizismus.

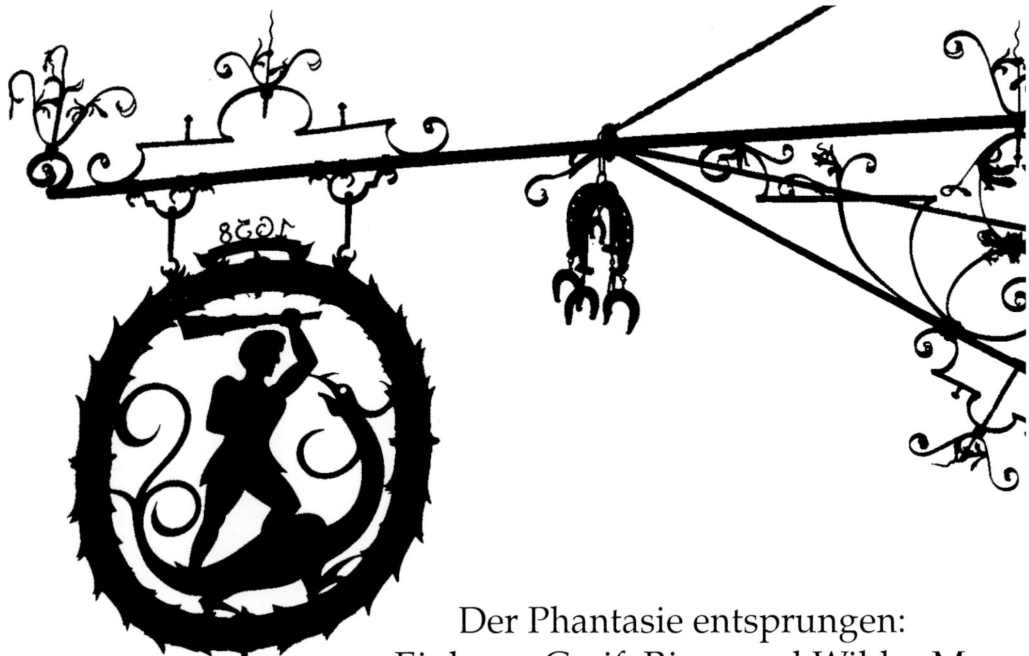

Der Phantasie entsprungen: Einhorn, Greif, Riese und Wilder Mann

Bis in die Zeit der Aufklärung glaubte man an die Existenz all jener Ungeheuer und Fabelwesen, von denen der ›Physiologus‹ berichtet. In diesem, um 370 entstandenen Werk sind die Erkenntnisse griechischer Naturkunde und die Überlieferungen des alten Orients gesammelt und religiös gedeutet. Von vielen Tieren ist da die Rede. Dank der Übersetzungen des 11./12. Jahrhunderts gehörte das Wissen um ihre Bedeutung und ihre zauberischen Kräfte bald zum Allgemeingut des Abendlandes. Groß war der Einfluß dieser Natursymbolik auf Dichtung und Kunst des Mittelalters; nachhaltiger als alles andere prägte sie die volkstümliche Vorstellungswelt.

Vor allem Greif und Einhorn beflügelten die Phantasie. Vom Greif, der in seiner Doppelnatur – halb Löwe, halb Adler – als Symbol Christi galt, glaubte man, daß er Schätze hüte und zauberkräftige Federn besitze. Das Einhorn mit seiner zierlichen Pferdegestalt und dem geraden, spitzen Horn in der Stirnmitte, galt als kühn und außergewöhnlich kraftvoll. Doch war man überzeugt, daß es beim Anblick einer Jungfrau all seine Wildheit verliere und so gefangen werden könne. Sein Horn galt als mächtiger Talisman. Pulverisiert – große Narwalzähne wurden hierfür zerstoßen – benützte man es bei Vergiftungen und als Aphrodisiakum. Noch in der Renaissance wurde es mit dem Zehnfachen seines Gewichts in Gold aufgewogen.

Begegnen uns Greif und Einhorn heute fast nur noch auf Wirtshausschildern, so sind Riesen und Wilde Männer in Märchen und Volkssagen wie im Brauchtum des Alpenraums fest verwurzelt. Der Riese ist meist eine Verkörperung der Naturgewalten. Die Wilden Leute sind heilkundige, von Scheu und Bewunderung umgebene Waldmenschen. Als Wirtshauszeichen erscheint meist der Wilde Mann: groß, stark und dicht behaart, auf eine Keule oder einen ausgerissenen Baum gestützt.

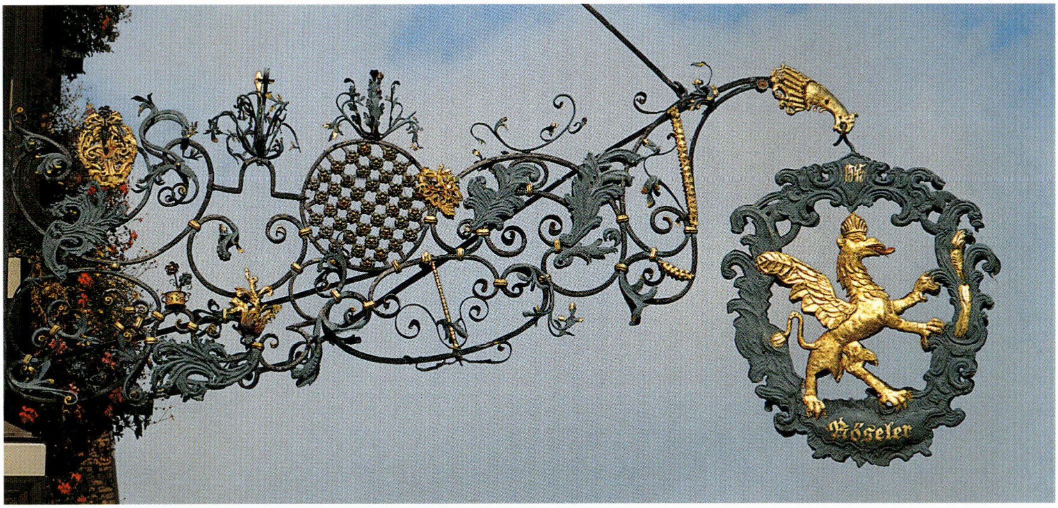

Von außergewöhnlicher Qualität ist der Ausleger am ehemaligen, seit 1545 nachweisbaren ›Gasthof zum Greifen‹ in Dinkelsbühl. Das Schild mit dem goldenen Greif entstand in der 2. Hälfte des 17. Jahrhunderts, den Tragarm soll Joseph Hertel hundert Jahre später geschmiedet haben.

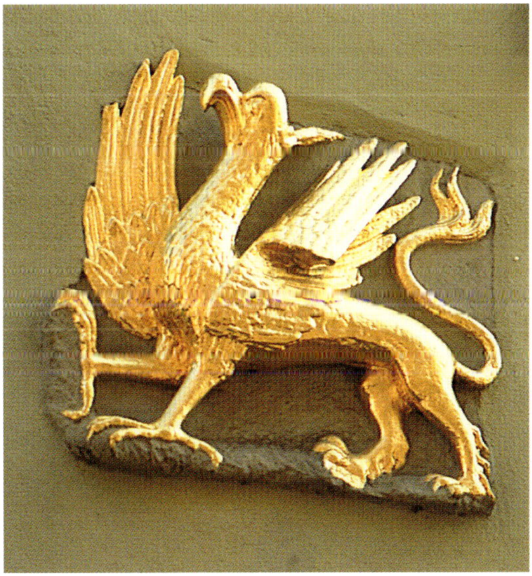

Seit dem späten 14. Jahrhundert schmückt der goldene Greif den jetzigen ›Gasthof Greifen‹ in Rothenburg o.T.: das in der Renaissance erneuerte einstige Wohnhaus Heinrich Topplers, des bedeutendsten Bürgermeisters der Stadt.

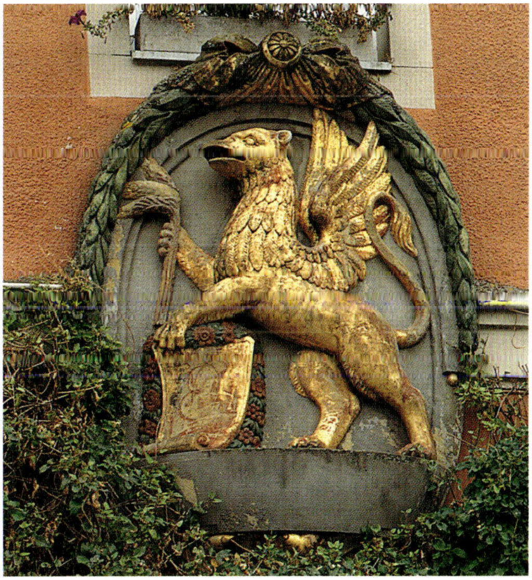

Der mächtige goldene Greif ist seit 1818 Symbol des heutigen, seit 1369 bestehenden und schon 1450 als ›heriberg‹ erwähnten ›Hotel Greifen-Post‹ in Feuchtwangen, in dem durch die Jahrhunderte zahlreiche vornehme Gäste abstiegen.

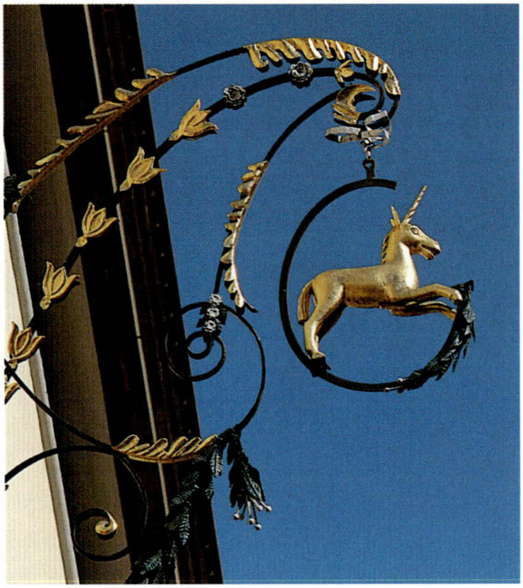

Auf eine lange Tradition als Fuhrmanns-Herberge kann der an der Brennerstraße gelegene ›Gasthof Stafler‹ in Mauls zurückblicken. Der Ausleger mit dem goldenen Einhorn ist eine schöne, charakteristische Arbeit des frühen 19. Jahrhunderts.

Das heutige ›Wirtshaus Wilder Mann‹ ist eine der ältesten Gaststätten der Schweizer Stadt Sursee: Taucht das ›Huss zum Wildemann‹ doch schon im Hofstättenrodel des Jahres 1495 als Wirtschaft auf. Das Bannerschild dürfte noch in der ersten Hälfte des 18. Jahrhunderts entstanden sein, wahrscheinlich zu der Zeit, als jener Hans Georg Bossart Wirt war, in dessen Familie das Wirtshaus länger als 200 Jahre verblieb.

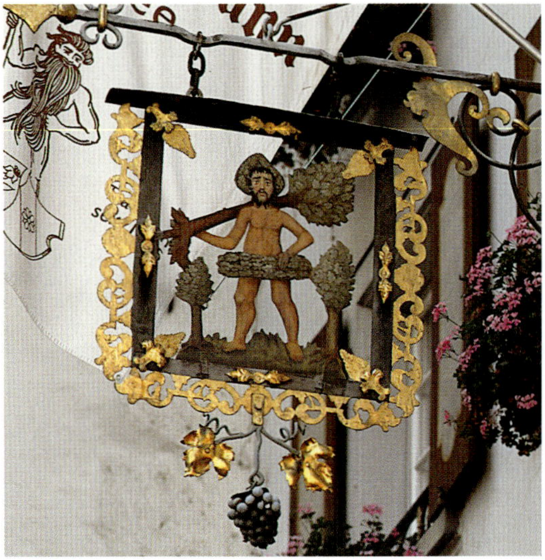

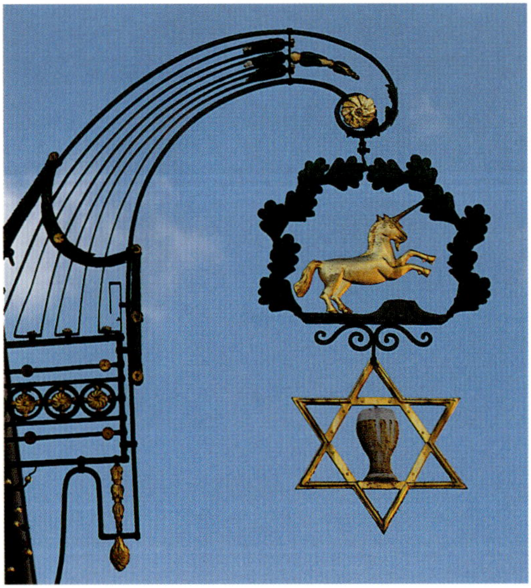

Der zweigeschossige Fachwerkbau des Gasthofs ›Zum Einhorn‹ in Oppenweiler wurde 1806 erbaut. Um diese Zeit entstand auch der Ausleger mit dem goldenen Einhorn in grünem Kranz und dem großen Sechsstern, dem Symbol der Braugerechtigkeit. Schöpfer dieser schönen klassizistischen Arbeit ist wahrscheinlich Johann Adam Nägele (1765 – 1838), der einer bekannten Murrhardter Schlosserfamilie entstammte.

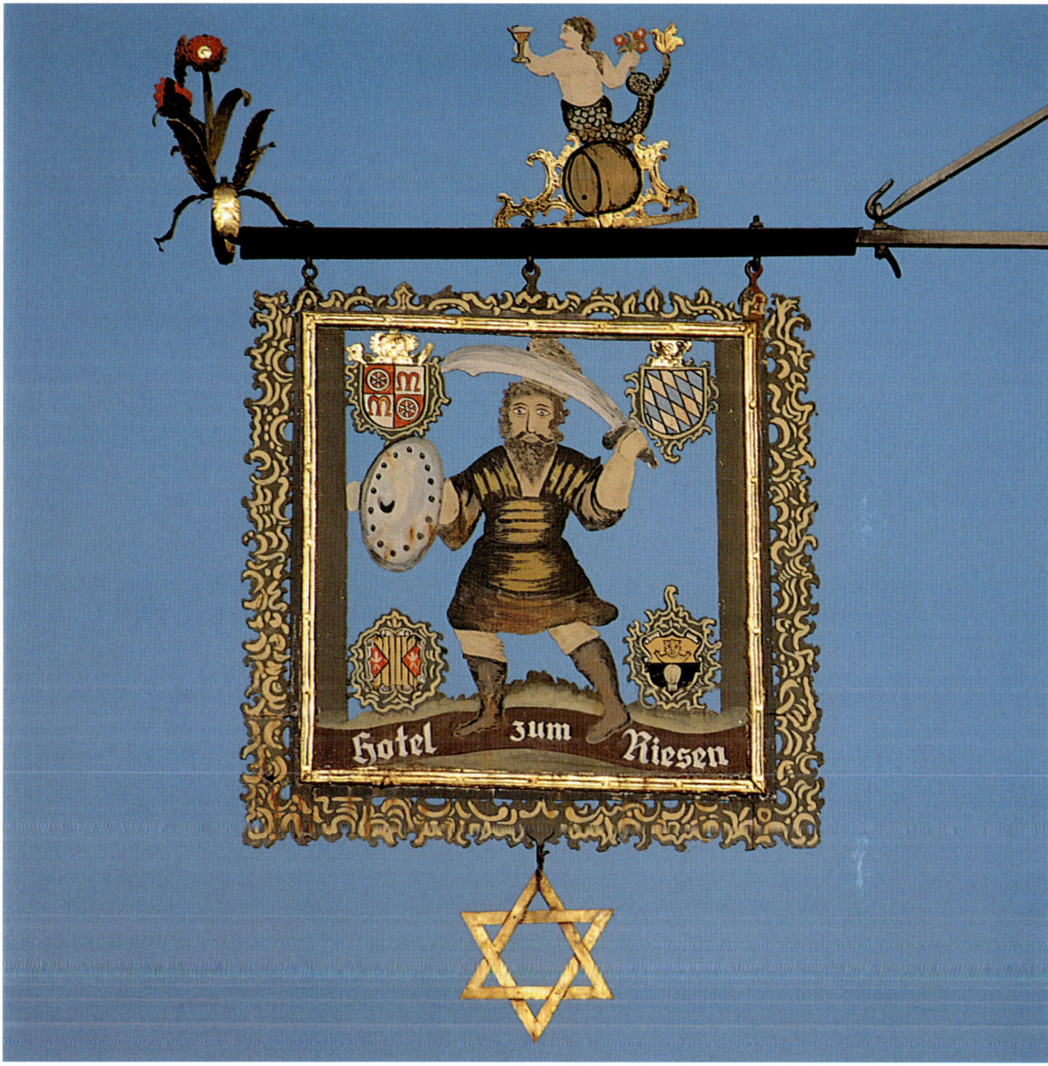

Schier endlos ist die Zahl bedeutender Persönlichkeiten, die im ›Riesen‹ in Miltenberg abstiegen, einem der ältesten Gasthäuser Deutschlands. Schon Kaiser Friedrich Barbarossa soll 1158 hier logiert haben, im Dreißigjährigen Krieg quartierten sich Freund wie Feind ein und später liest sich die Liste der Gäste wie ein Auszug aus dem Gotha und dem Who's who. Seit Konrad Trestram im Jahr 1411 das Gasthaus übernahm, sind auch alle Wirte des ›Riesen‹ namentlich bekannt. Darunter Jost Virnhaber, dem der Rat der Stadt im Jahr 1590 für den geplanten Neubau hundert Eichenstämme aus den städtischen Wäldern zugestand, galt das Haus doch als beliebte Fürstenherberge. Jakob Storz errichtete damals den stattlichen noch bestehenden Fachwerkbau, dessen Stallungen Platz für mehr als hundert Pferde boten.
Das Wirtshausschild wurde erst um 1710 angebracht. Ein martialischer Riese steht mit Krummschwert und Schild im Mittelpunkt dieses erneuerten, originellen Bannerschilds. Vier Wappen erinnern an die alte Beliebtheit beim Adel, Sechsstern und Meerjungfrau mit Pokal an die Schankgerechtigkeit.

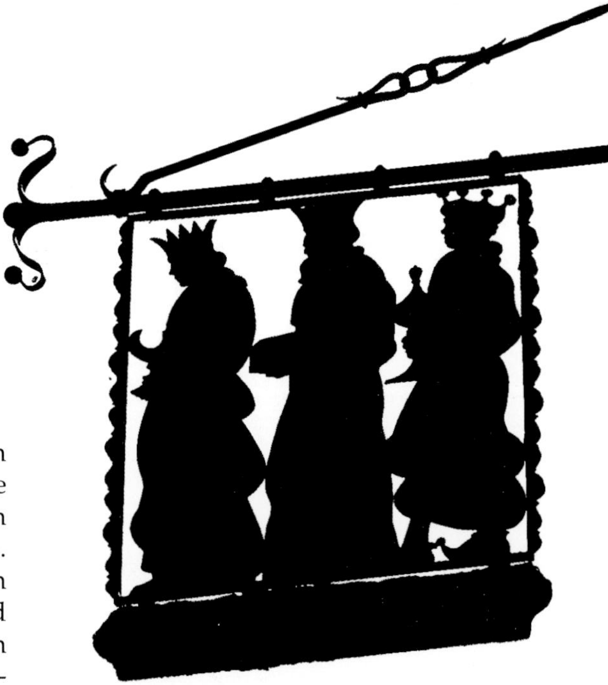

Aus fernen Ländern: Drei Könige, Mohr und Elefant

In dem knappen Bericht des Evangelisten Matthäus ist von Magiern oder Weisen die Rede, die, von einem Stern geführt, nach Bethlehem kamen, um das Kind anzubeten. Erst seit dem 6. Jahrhundert hat man sich diese Magier als Könige vorgestellt und wegen der drei Gaben – Gold, Weihrauch und Myrrhe – von den Drei Königen gesprochen. Ihre Namen – Caspar, Melchior, Balthasar – tauchen zum erstenmal um 845 im ›liber pontificalis‹ des Abtes Agnellus aus Ravenna auf.

Besonderen Aufschwung nahm die vor allem in Deutschland blühende Verehrung der Drei Könige, nachdem Erzbischof Rainald von Dassel im Jahr 1164 ihre Gebeine von Mailand nach Köln verbracht hatte und sie dort in einem der prachtvollsten Goldschreine des Mittelalters geborgen wurden. Bis in die Barockzeit gehörte die Anbetung der Könige nun zu den beliebtesten Motiven der bildenden Kunst. Dargestellt als Jüngling, als Mann und Greis, sah man in ihnen ein Sinnbild der drei Lebensalter und, nachdem der jugendliche Caspar seit der Zeit um 1300 meist als Mohr auftritt, auch die Repräsentanten der damals bekannten drei Weltteile Europa, Asien, Afrika.

Vielfältig sind die mit dem Dreikönigstag verbundenen Volksbräuche. Sie erinnern in erster Linie an all die magischen Abwehrkräfte, die man den Drei Königen von alters her zuschreibt. Die Sternsinger gehen von Haus zu Haus. Zum Schutz vor Krankheit gibt man Dreikönigs-Salz in die Suppe; zum Schutz des Hauses schreibt man mit geweihter Kreide die drei Anfangsbuchstaben C + M + B über die Tür. Als Amulett bot dieser ›Dreikönigssegen‹ Hilfe gegen die Fallsucht und Schutz vor Kugeln und Feinden. Seit dem 15. Jahrhundert nahmen ihn die Reisenden mit auf den Weg: Waren die Drei Könige, die dem Stern folgend von so weither an die Krippe gekommen waren und oft hoch zu Roß oder mit Elefanten und Kamelen dargestellt wurden, doch längst zu Schutzpatronen der Wallfahrer, der Reisenden und der Kaufleute geworden. Kein Wunder, daß auch die Wirte ihr Haus gern unter den Schutz der Drei Könige stellten und sie selbst oder ihre Symbole bis heute recht häufig auf den Gasthausschildern zu finden sind.

Voll Stolz verweist eine Tafel am ›Gasthof Mohren‹ in Ottobeuren auf die lange Geschichte des Hauses. Doch scheint es wenig wahrscheinlich, daß es noch vor der nicht gesicherten Gründung des Klosters im Jahr 764 hier Herberge, Gästehaus und Brauerei gegeben haben soll.
Das jetzige stattliche Giebelhaus entstand jedenfalls im 17./18. Jahrhundert. Der klassizistische Ausleger mit dem hübschen kleinen Mohren im Lorbeerkranz kam erst im Jahr 1825 hinzu.

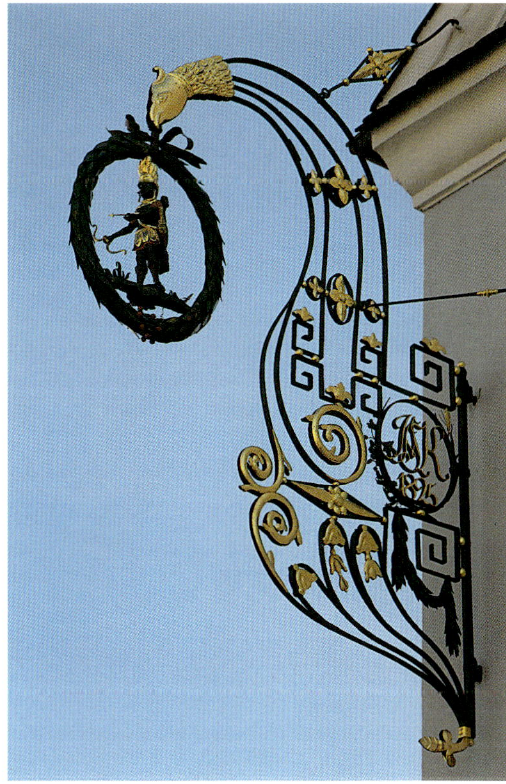

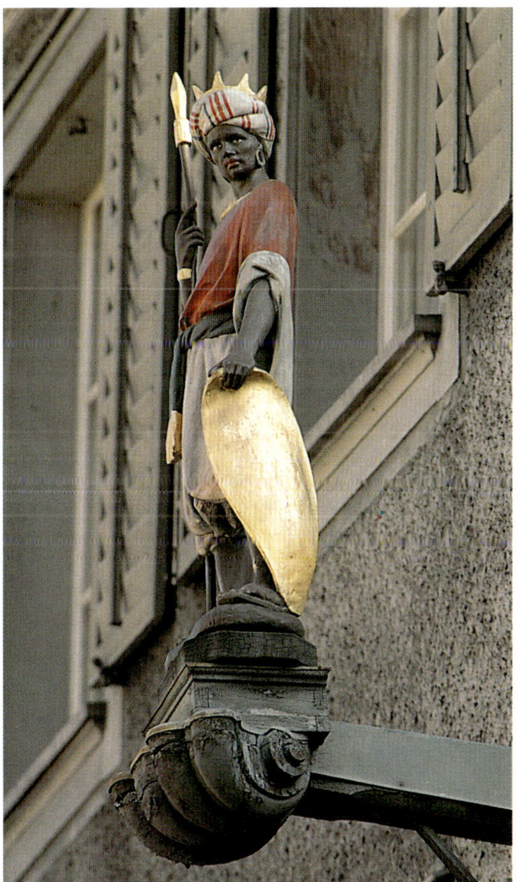

Im schweizerischen Willisau gab es im 16./17. Jahrhundert zwölf Gasthöfe mit Tavernenrechten. Zu ihnen zählte auch der vor den Toren der Stadt gelegene ›Gasthof zum Mohren‹, dessen jetziges Sinnbild – die jugendliche Gestalt eines Mohren mit Speer und Schild – in der 2. Hälfte des 19. Jahrhunderts entstand.

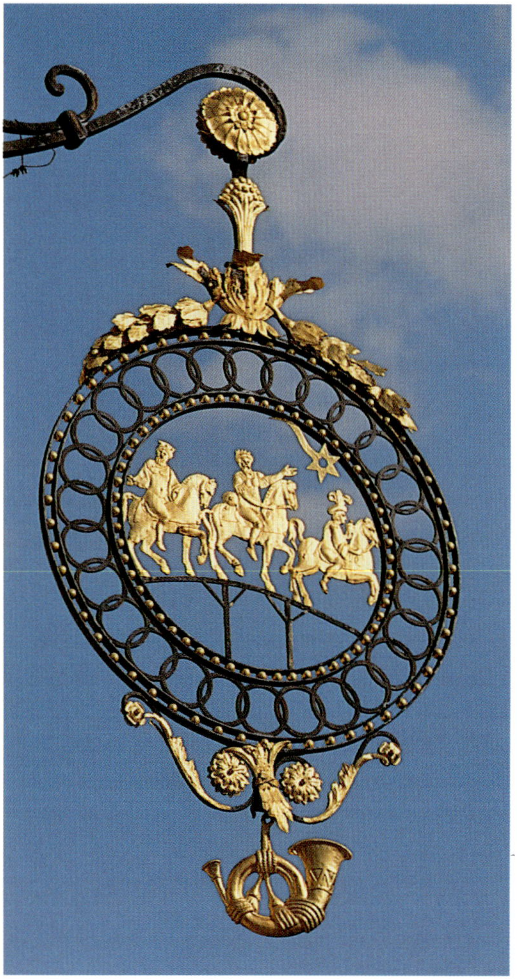

Einen im Farbkontrast von Gold und Schwarz ausnehmend prächtig wirkenden Ausleger besitzt das ›Hotel 3 Könige‹ in Andermatt. Das Haus, dem der zunehmende Verkehr auf der alten Gotthardstraße zugute kam und das früh auch Poststation war, besitzt in der Wirtsstube noch die ursprüngliche gotische Balkendecke und zwei für die Gegend typische Steatitöfen von 1651 und 1779. Das Schild mit der grazilen Reitergruppe der Drei Könige und dem kleinen Posthorn dürfte im 19. Jahrhundert entstanden sein.

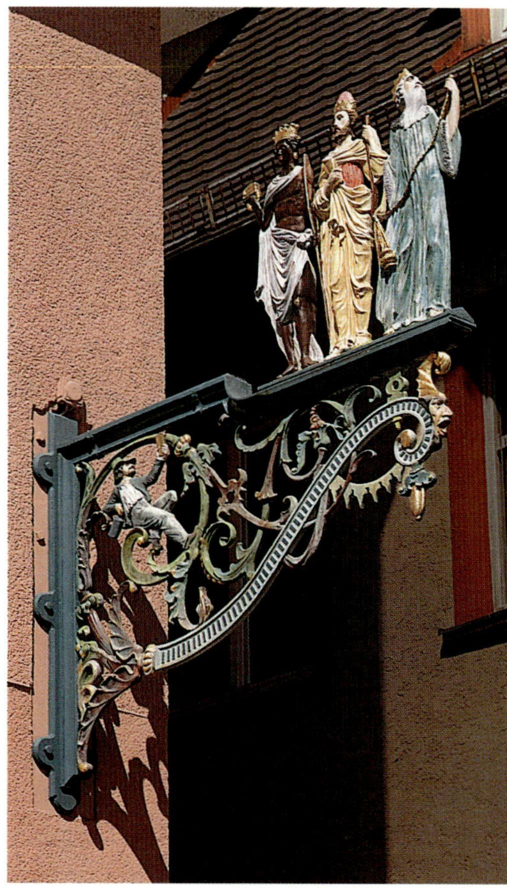

Der in Eisenguß gefertigte, bemalte Ausleger am ›Hotel-Restaurant Drei König‹ in Biberach a.d. Riß ist charakteristisch für das späte 19. Jahrhundert. Recht wirkungsvoll ist die Gestaltung der Drei Könige und die gelungene Ornamentik des Tragarms mit dem in das Rankenwerk eingebundenen Zecher in bäuerlicher Tracht.

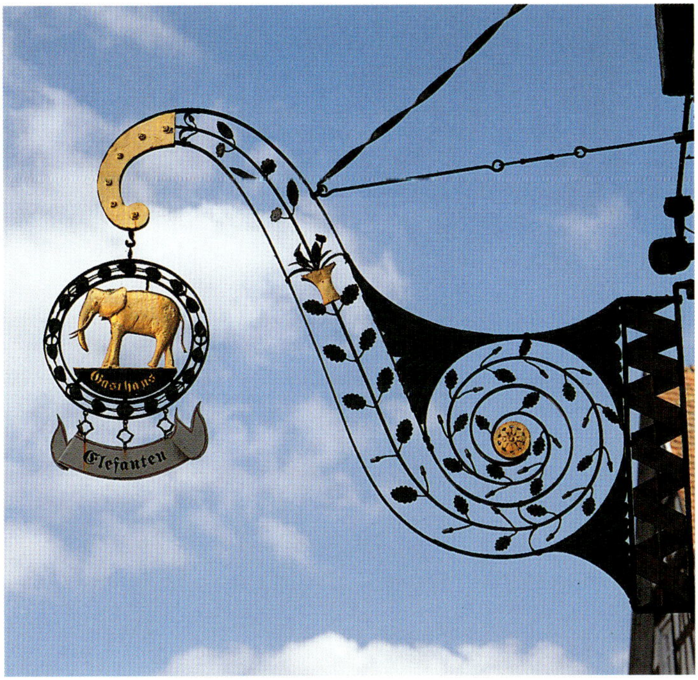

Wie Ausgrabungsergebnisse vermuten lassen, befand sich an der Stelle des ›Gasthaus Elefanten‹ in Schorndorf schon in staufischer Zeit eine Herberge. Das jetzige stattliche Fachwerkhaus, das erst Jahrzehnte nach dem Großbrand von 1634 entstand, diente zunächst einer Metzgerei, wechselte mehrfach den Besitzer und wurde 1874 schließlich von einer Brauerei übernommen. Diese richtete eine Bierhalle ein, den ›Wilden Mann‹, aus dem die neuen Besitzer 1910 das ›Gasthaus Elefanten‹ machten. Der Ausleger mit dem goldenen Elefanten im Rund des Schildes wurde nach der Erneuerung des Hauses im Jahr 1980 angebracht.

Der Gasthof ›Blaues Haus zum Elefanten‹ in Schwaz wurde um 1500 erbaut, zu einer Zeit, als die Stadt als ›aller Bergwerke Mutter‹ dank des florierenden Bergbaus auf Silber und Kupfer ihre größte Blüte erlebte. Der gotische Bau, der schon Kaiser Maximilian I. bei seinen Jagden im Karwendel als Standquartier diente, überdauerte den Niedergang des 17. Jahrhunderts und den großen Brand des Jahres 1809. Erst die Jahre nach dem Zweiten Weltkrieg brachten das Ende des Gasthofs. Wohlerhalten aber ist der Mitte des 18. Jahrhunderts entstandene Ausleger mit dem auf einer Konsole des Tragarms stehenden trompetenden Elefanten.

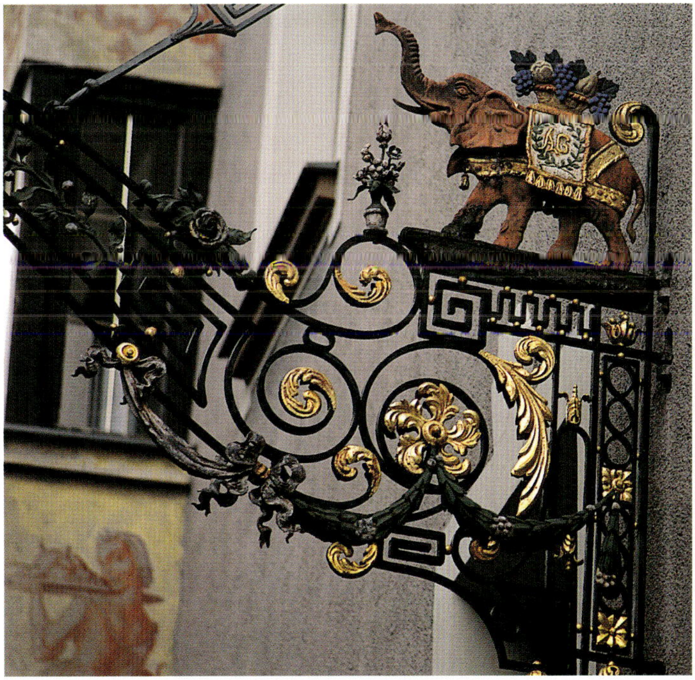

Engel: der Schutz aus dem Jenseits

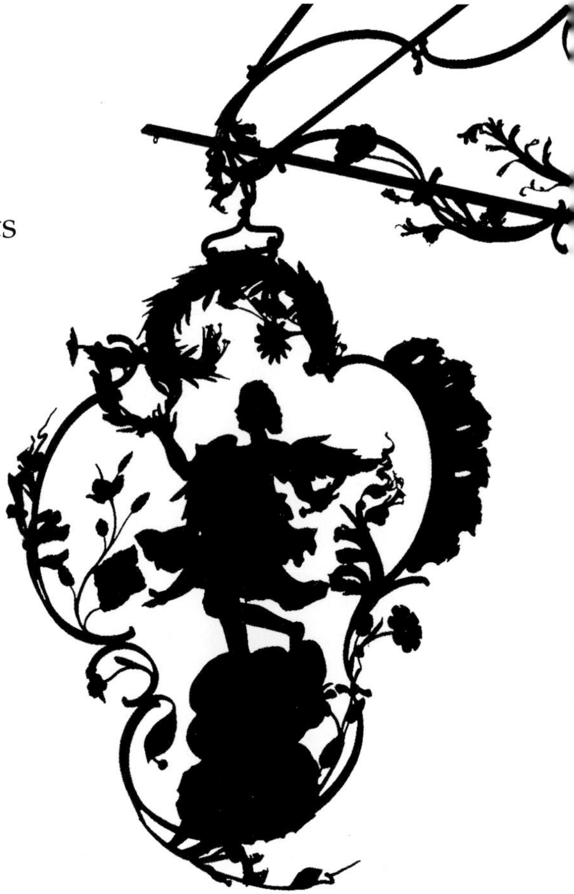

Der Engel als Wahrzeichen eines Gasthauses erinnert an eine Zeit, in der der Glaube an die Existenz der Engel eine Selbstverständlichkeit war, an der niemand zu zweifeln wagte. Damals glaubte man auch noch, daß ein Engel den Lebensweg jedes Einzelnen begleitet.

Schon im Alten Testament, das die unter persischem Einfluß ausgebaute Lehre von den Engeln begründete, ist immer wieder von diesen körperlosen, doch mit Verstand und freiem Willen ausgestatteten Wesen zwischen Gott und Mensch die Rede, für die es weder Grenzen des Raums noch der Zeit gibt. Später erscheinen die Engel vor allem als Boten Gottes (Bote = griech. angelos). Das ganze Neue Testament ist voll von Berichten über ihr Wirken: vom Besuch Gabriels bei Maria und dem Gesang der Engel über den weihnachtlichen Fluren Bethlehems, über den Engel, der Josef ermahnte mit Maria und dem Kind nach Ägypten zu fliehen oder dem Engel, der Christus im Garten Gethsemane stärkte, bis hin zu den Engeln des Jüngsten Gerichts und den Engeln der Geheimen Offenbarung in ihrer, unsere Fassungskraft weit übersteigenden, von furchterregendem Glanz überstrahlten Erhabenheit und Größe.

So oft die Bibel aber auch von den Engeln spricht, ihr Erscheinen bleibt rätselhaft und von jenem unerforschlichen Geheimnis umgeben, das sie in die Welt der Mythen verweist. Kein Wunder, daß die Engel unserer rationalen Zeit fremd geworden sind. Immer noch beeindruckend aber sind die Engelsdarstellungen vergangener Epochen in ihrer jenseitigen Entrücktheit, in ihrer Herrlichkeit und Großartigkeit. Und manchmal hätte man vielleicht sogar wie Tobias ganz gern jenen Erzengel Raphael als Begleiter, der von alters her als Schutzpatron der Pilger und der Reisenden gilt und an den vielleicht jene Wirte dachten, die einen Engel zum Zeichen ihres Hauses machten.

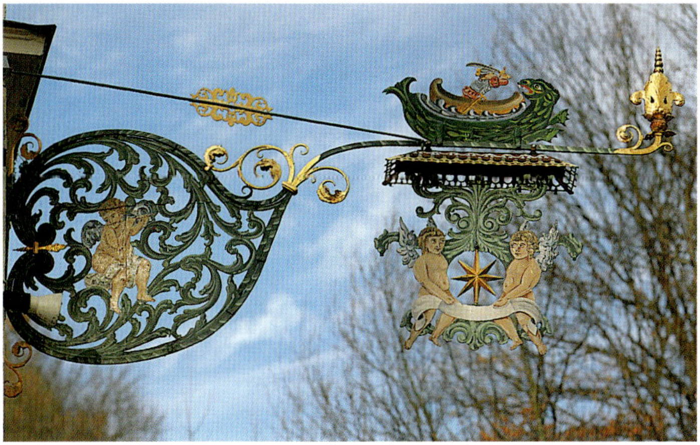

Der im 18. Jahrhundert entstandene Ausleger der jetzigen ›Schloßgaststätte‹ in Leutstetten bei Starnberg befand sich ursprünglich am Gasthaus im nahen Petersbrunn. Dort hat ihn Moritz von Schwind gesehen, der selbst hin und wieder Wirtshausschilder malte und der dieses hübsche Schild mit den Engeln, dem Stern und dem Kampf des Fischers mit einem Seeungeheuer in seinem Gemälde ›Die Hochzeitsreise‹ von 1862 fast originalgetreu wiedergab (siehe Frontispiz).

Der ›Gasthof zum Engel‹ ist das älteste Gasthaus Murrharts. Zunächst eine Schenke des Ortsadels, später Klostergaststätte, ließ Herzog Christoph von Württemberg im Jahr 1553 jenen Neubau errichten, den der große Stadtbrand von 1765 vernichtete. Wiederaufgebaut, diente das Haus dann einer Bäckerei mit Weinstube.
Das weinlaubumrankte Wirtshausschild mit der Traube und dem Engel mit seinem Pokal trat erst gegen 1920/30 an die Stelle eines älteren Auslegers.

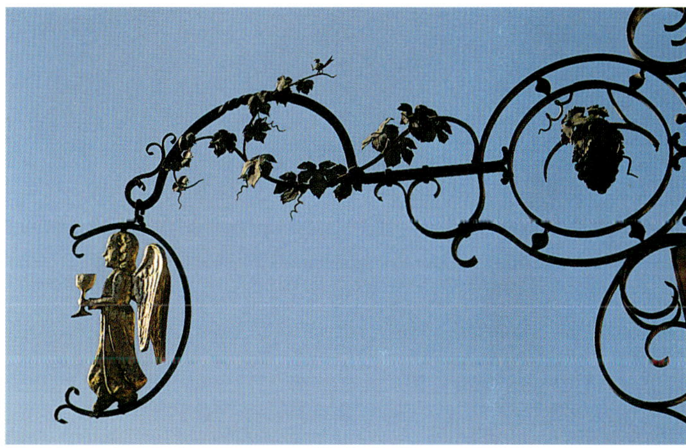

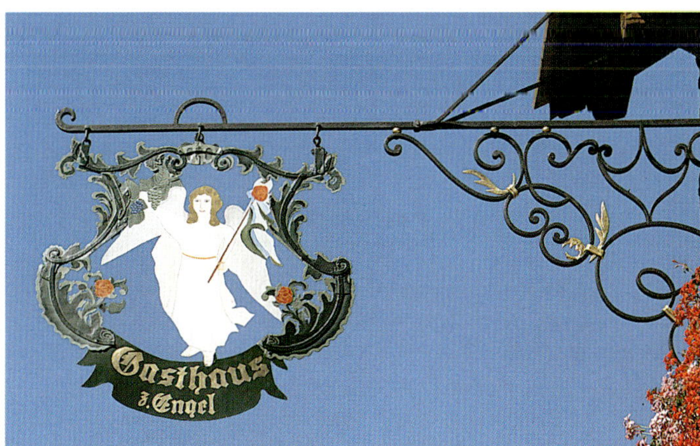

Direkt am Ufer des Zugersees liegt das gegen 1635 erbaute ›Gasthaus zum Engel‹ von Walchwil. Der Ausleger mit dem mehrfach renovierten, aus Blech geschnittenen und bemalten Schild dürfte im 19. Jahrhundert entstanden sein.

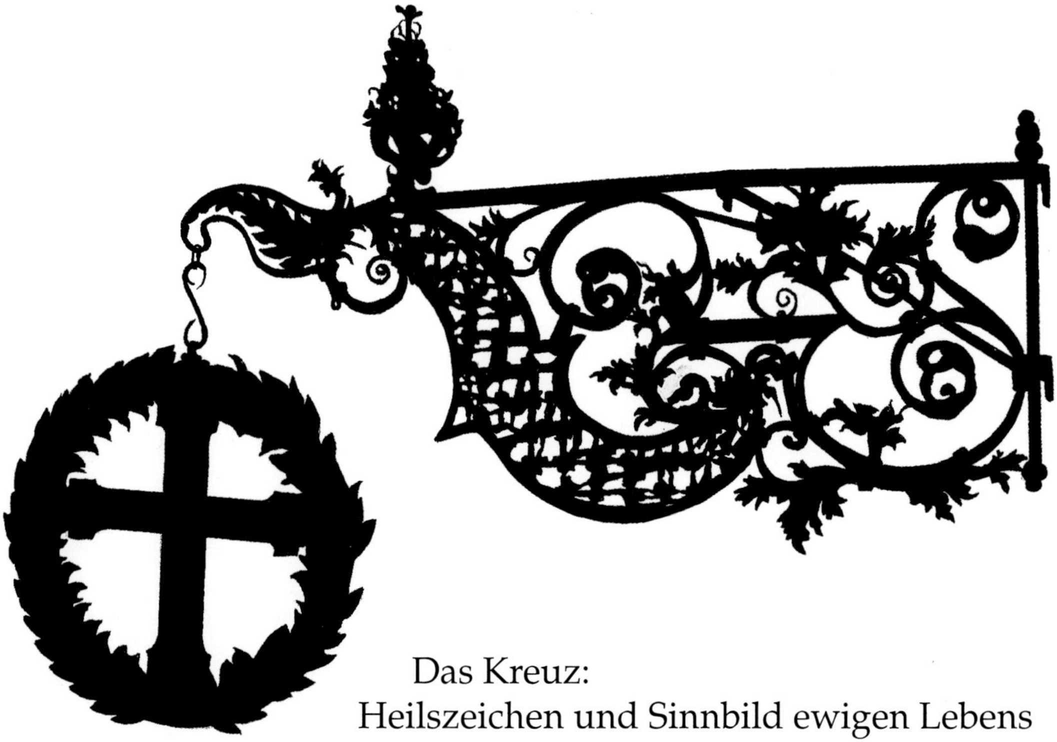

Das Kreuz: Heilszeichen und Sinnbild ewigen Lebens

Als religiöses und symbolisches Zeichen findet sich das Kreuz schon früh in vielerlei Formen und mit vielerlei Namen. Als Rad-Kreuz, dem altindischen ›Wohl-seins-Zeichen‹, das später auch als Sonnenrad gedeutet wurde, ist es schon gegen 2500 v. Chr. nachgewiesen. Um 2000 v. Chr. tauchen Kreuze auf steinzeitlichen Tontrommeln auf. In Assyrien ist das Kreuz Sinnbild der Sonne, in Ägypten Wahrzeichen des ewigen Lebens.

Ganz besondere Bedeutung kommt dem Kreuz als christlichem Symbol zu, mit dem der Volksglaube magische Kräfte der Abwehr verbindet. Das Tau-Kreuz (T) – als Thorshammer eines der ältesten Schutzzeichen des germanischen Kulturkreises – erscheint seit dem 6. Jahrhundert als Pestamulett und bis weit ins 19. Jahrhundert als Haussegen, auf Medaillen und Zauberzetteln. Das lateinische Kreuz mit einem verlängerten Arm (†) findet sich als Sinnbild des Opfertods Christi und herausragender Kultgegenstand des christlichen Glaubens in allen Kirchen, als Wegekreuz, als Hauskreuz und Grabkreuz, aber auch als gern getragenes Amulett.

Auf Wirtshausschildern sieht man vor allem das griechische Kreuz mit den gleich langen Armen (+), das auch die Heraldik kennt. In der Schweiz kommt es meist als sogenanntes Bundeskreuz vor, aber auch als Kleeblatt- oder Brabanter-Kreuz mit dreifach ausgebogenen Enden. Am häufigsten begegnet man dem Tatzen-Kreuz. Es erscheint in der Regel mit eingeschnittenen Enden als Johanniterkreuz: als Zeichen jenes geistlichen Ritterordens des Mittelalters, zu dessen Pflichten der Unterhalt von Hospitälern und Herbergen zählte.

Schon im Kyburger Urbar von 1260 ist ein Tavernenrecht für Herzogenbuchsee belegt. Wahrscheinlich war das Kreuz auch schon damals Kennzeichen der Wirtschaft, in der sich, wie so oft in kleineren Schweizer Gemeinden, auch die Gerichtsstube befand. Am Neubau des jetzigen ›Gasthaus zum Kreuz‹ von 1787 erscheint das Kleeblattkreuz jedenfalls gleich dreimal: als in Stein gemeißeltes Haus- und Hoheitszeichen, als Schmuck am Kamin der ehemaligen Gerichtsstube und nicht zuletzt als geschmiedeter, noch ganz dem Rokoko verpflichteter Ausleger.

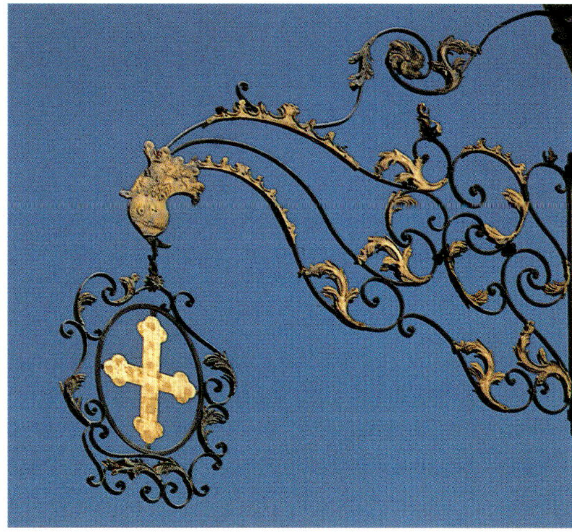

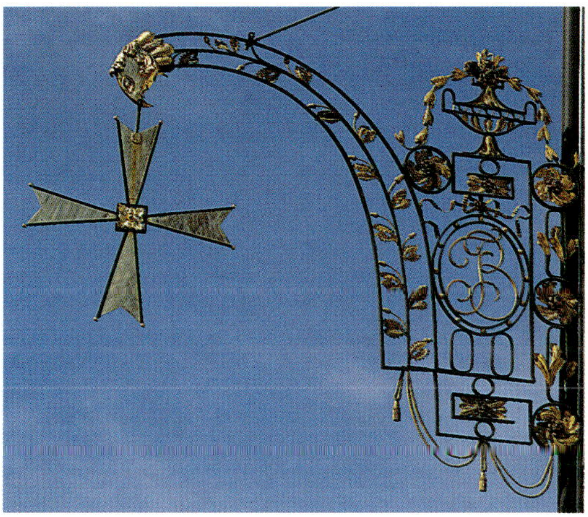

Höchst wirkungsvoll ist der reich vergoldete Ausleger am jetzigen ›Hotel Kreuz‹ im schweizerischen Sursee, der mit seinem frei hängenden Johanniter-Kreuz, den Wirbelrosen und dem sparsam verwendeten Blattwerk um 1800 entstand. Das große Monogramm verweist auf Franz Bossart, der einer in Sursee mehrfach begüterten Familie von Wirten und Gasthofbesitzern entstammte.

Im Jahr 1769, als der hochfürstlich-salzburgische Kapellmeister Leopold Mozart mit seinem 13jährigen Sohn Wolfgang Amadeus in Innsbruck beim Grafen Künigl konzertierte, wohnten die beiden im jetzigen ›Gasthof Weißes Kreuz‹. Das Haus wird schon 1588 genannt und ist seit 1665 Gasthof.
Der bemerkenswerte Ausleger erhielt 1907 einen neuen Tragarm. Das farbig gefaßte, erneuerte Bannerschild, bei dem ein breiter Rahmen aus Weinlaub und Trauben das weiße Johanniter-Kreuz umgibt, dürfte jedoch schon um 1775 entstanden sein, zu der Zeit, als Nikolaus Penz ›die Weißen Kreuz Wirtsbehausung‹ besaß.

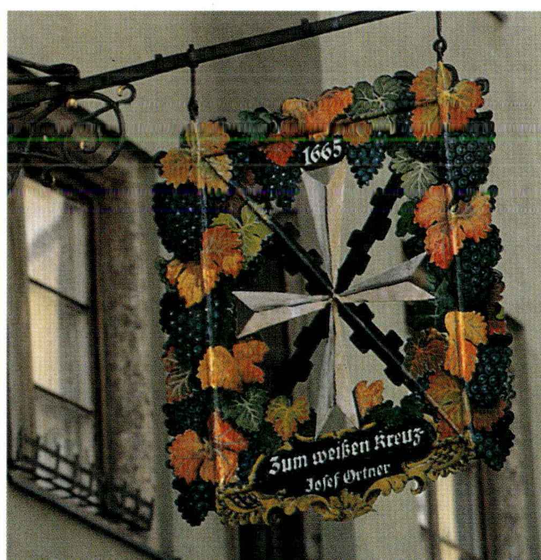

Gott erhalt's: Bier und Brauer

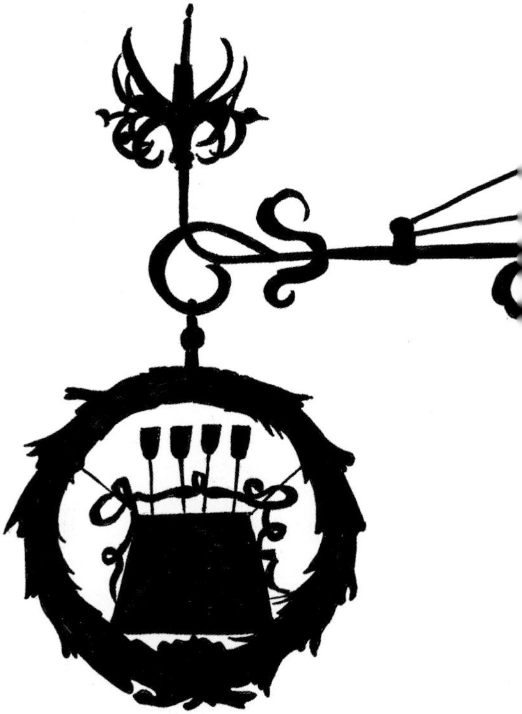

Rings um den Erdball verbreitetet, ist Bier eines der ältesten berauschenden Getränke der Menschheit. Die Sumerer kannten es; bei Babyloniern, bei Ägyptern und Kelten spielte es eine große Rolle. Versetzt mit geheimen, mit heiligen Kräutern, war Bier damals vor allem Opfergabe und Trankopfer, auch ein Ritualtrank, der die Menschen über sich hinaushob und sie mit Göttern und Ahnen in Verbindung treten ließ.

Den Römern galt das Bier als Getränk der Barbaren. Nördlich der Alpen wurde es jedoch zu allen Zeiten hoch geschätzt. Bierbrauen war zunächst Aufgabe der Frauen, später widmeten sich ihm bevorzugt die Klöster. Kein Wunder, daß die erste Braugerechtigkeit – die Erlaubnis Bier zu brauen und zu verkaufen – im Jahr 1143 dem Kloster Weihenstephan verliehen wurde. Dem Ansehen des bayerischen Biers kam das Reinheitsgebot von 1516 zugute, das zum Biersieden nur die Verwendung von Wasser, Gerste und Hopfen erlaubt. Obwohl es auch weiterhin zahlreiche Klosterbrauereien und Hausbraurechte gab – und noch immer gibt – entstanden bald überall private Brauereien. Zumindest in Bayern blieb Bier, von dem Paracelsus einst meinte es sei ›eine wahrhaft göttliche Medizin‹, das weitaus beliebteste Getränk.

Meist unterhalten die Brauereien einen eigenen Ausschank oder eigene Gasthöfe. Auf ihren Schildern sind oft die wichtigsten Brauerwerkzeuge zu sehen: Bottich, Malzschaufel, Rührscheit und Schapf, manchmal auch ein gewaltiges Faß oder der sogenannte Brauerstern, der auch zusammen mit anderen Wirtshauszeichen vorkommt. Dieser Sechsstern, das Hexagramm, in dem sich zwei Dreiecke durchdringen, ist das mittelalterliche Zeichen der Braugerechtigkeit, zugleich aber ein uraltes, mächtiges, von den Alchimisten übernommenes magisches Symbol. Bei ihnen war es Sinnbild der kosmischen Vereinigung von Männlichem und Weiblichem, dem Ineinander der sichtbaren und der unsichtbaren Welt. Es war Zeichen der Verwandlung, symbolisierte die vier Elemente, den Sieg des Guten über das Böse und letztlich die Macht des Geistes über die Materie.

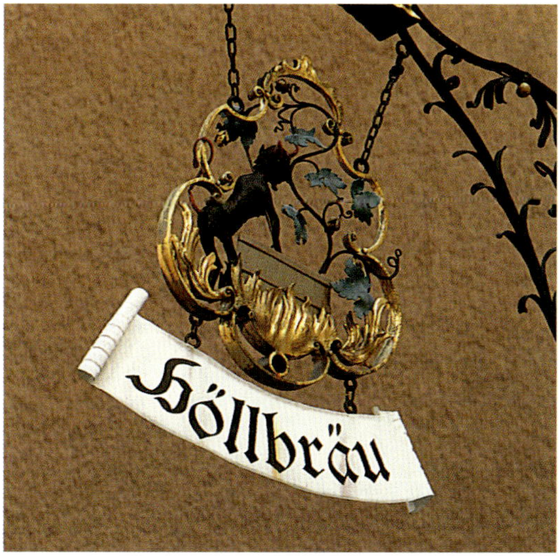

Ein moderner, doch ausgesprochen qualitätvoller und mit seinem kleinen Teufel zugleich lustiger Ausleger wirbt in Traunstein für den ›Höllbräu‹.

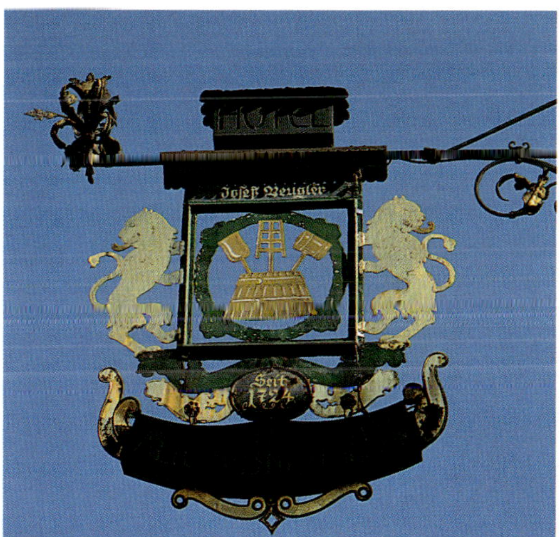

Das seit 1698 bestehende, jetzige Hotel ›Altes Brauhaus Rothenburg o.T.‹ wurde im Jahr 1724 zum ›Freien Reichsstädtischen Bräuhaus‹ ernannt. Kein Wunder, daß der zurückhaltend modernisierte, noch im 18. Jahrhundert entstandene Ausleger zwei stolz aufgerichtete Löwen präsentiert.

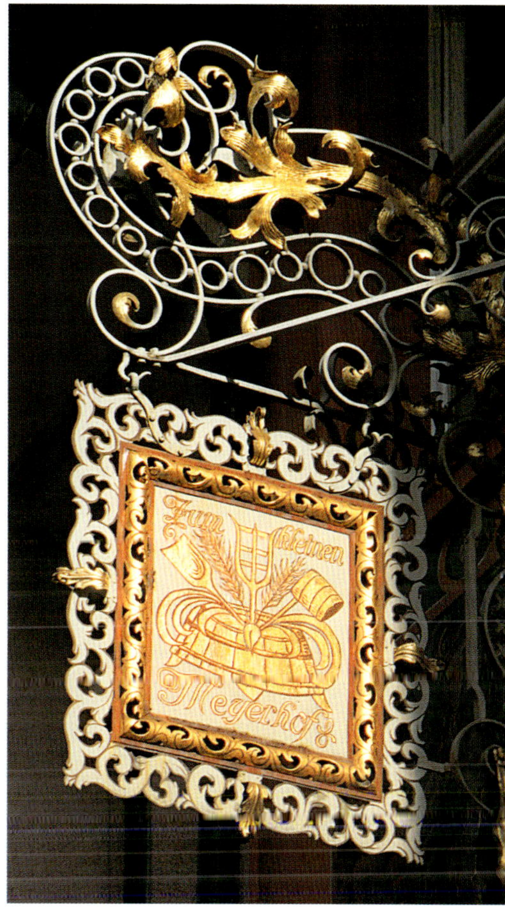

Seit die Brauerei-Gesellschaft Meyer u. Söhne im Jahr 1908 das ›Haus zum vorderen roten Schleifstein‹ in Freiburg erworben und dort eine Gaststätte eröffnet hat, wirbt der Ausleger mit seinem aufwendig gearbeiteten Tragarm und dem wesentlich schlichteren Bannerschild für die ›Wirtschaft zum kleinen Meyerhof‹.

Im Jahr 1872 erwarb der Bierbrauer Wilhelm Meyer das ›Haus zum Planeten‹ und das ›Haus zum hinteren Hahnen‹ in Freiburg und begründete damit die ›Wirtschaft zum Großen Meyerhof‹. Ganz im Geist der Zeit ließ er sich diesen prunkvoll-prächtigen Ausleger schmieden, der im Schild voll Stolz die Brauerzeichen zeigt.

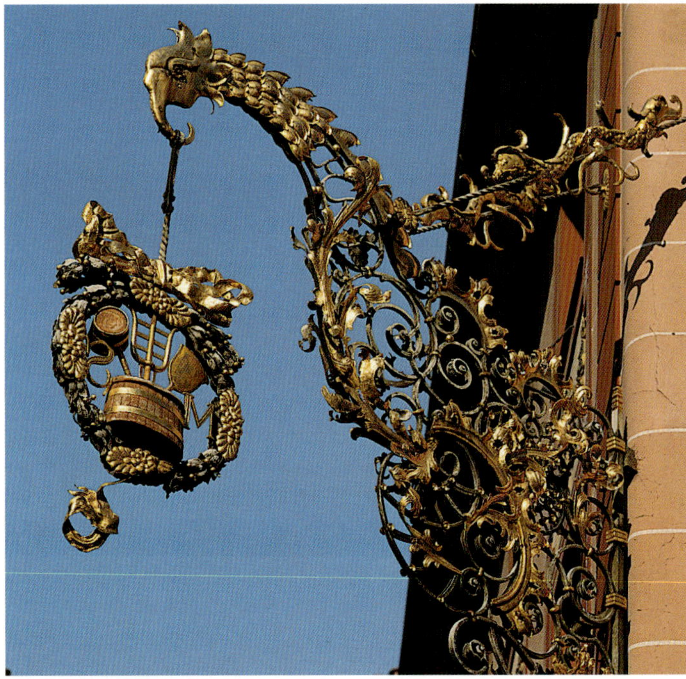

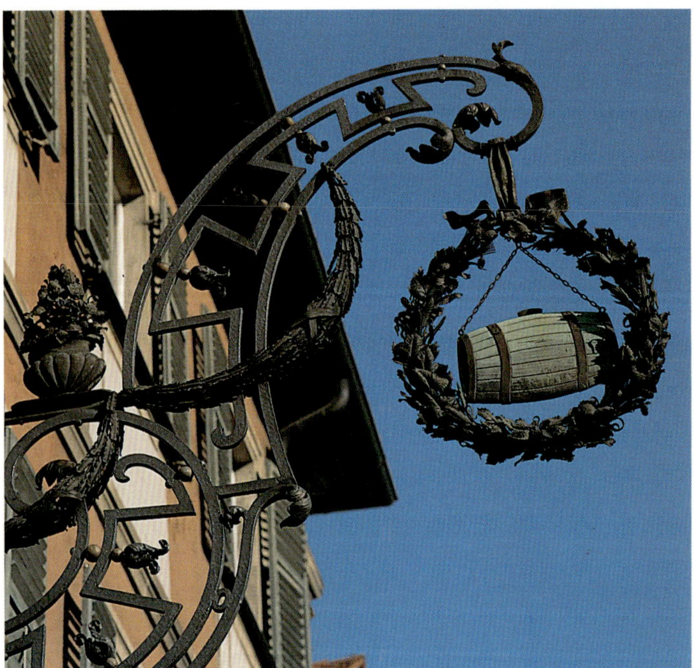

Die ›Brauerei Fässla‹ gehört zu den ältesten noch bestehenden Brauereien Bambergs. Schon 1732 ist von dem Brauhaus, 1767 vom Brauer und Wirt des ›Schwanen- oder Fäßlein-Gasthauses‹ die Rede. Das Haus, ein Doppelhaus mit schlicht gegliederter Sandsteinfassade, wurde nach dem Brand von 1820 erneuert.
Um diese Zeit dürfte auch das kraftvolle Wirtshausschild mit seinen charakteristischen, stark dimensionierten Kantstäben, den Blattgirlanden und dem naturalistischen Fäßchen entstanden sein.

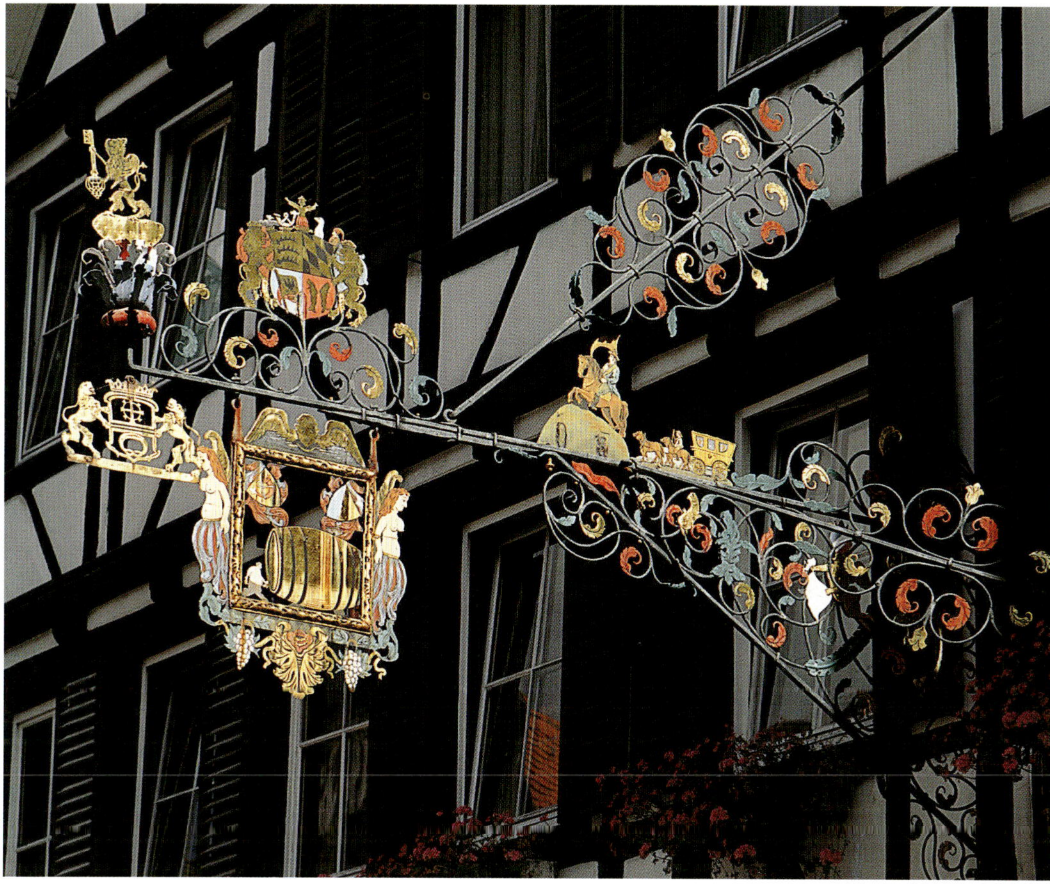

Der ›Gasthof Faß‹ in Bad Urach wird bereits 1628 erwähnt. Im Jahr 1725 wechselt das große, gerade neuerbaute Fachwerkhaus für 2625 Gulden den Besitzer. Es war Zunftherberge der Bäcker und Müller, Station der Thurn und Taxisschen Post und Herberge der Wanderschäfer. Die Schäfer der Alb fühlen sich noch heute hier daheim und beim alle zwei Jahre stattfindenden ›Uracher Schäferlauf‹ ist das ›Faß‹ die traditionelle Einkehr der Schäferzunft.
Das aufwendige, farbig gefaßte und großenteils in Blechschnitt gearbeitete Wirtshausschild aus dem frühen 18. Jahrhundert versammelt unter dem Allianzwappen der Grafen von Urach eine ganze Reihe liebenswert-naiver Szenen: von dem Wirt vor seinem Riesenfaß und den beiden barbusigen Damen zu seiten des Bannerschilds über das von Löwen gehaltene Zunftzeichen der Bäcker bis hin zu der Postkutsche mit ihrem Vorreiter und dem Löwen, der einen Schlüssel in den Pranken hält.

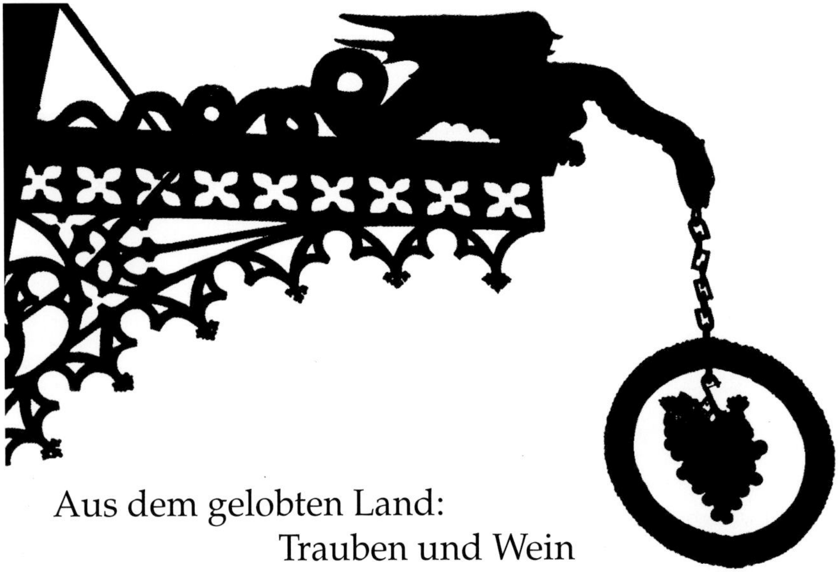

Aus dem gelobten Land: Trauben und Wein

Überall, vor allem aber in Gebieten mit Weinbau, finden sich Gasthäuser, die Trauben, einen Rebstock oder einen Krug auf ihrem Schild zeigen, manchmal auch eine Kelter oder Gott Bacchus, jenen römischen Gott des Weins, dessen Kult sich spätestens seit dem 5. Jahrhundert v. Chr. in Italien verbreitete. Sein Vorbild ist der griechische Gott Dionysos, Gott der Fruchtbarkeit wie der Ekstase, der sich vom Vegetations-Gott zum Gott des Weins wandelte und mit orgiastisch-überschäumenden Festen gefeiert wurde. Seine Mysterien waren stark vom Orient beeinflußt, was nicht verwunderlich ist: Hat man doch um Euphrat und Tigris, wo wilde Weintrauben reiften, wahrscheinlich zu allererst Wein gekeltert. Sicher ist, daß Assyrer und Ägypter den Wein bereits um 3500 v. Chr. kannten. Sicher ist auch, daß der Weinbau nicht über die Römer, sondern über die Griechen nach Mitteleuropa kam, die um 600 v. Chr. Massalia, das heutige Marseille gründeten.

Die Ekstase, das Außersichsein, gilt vielen Religionen als eine Möglichkeit mit den Göttern in Verbindung zu treten. Wegen seiner berauschenden Wirkung ist der Wein daher oft ein kultisches Getränk. Im Alten Testament gilt er als Gabe Gottes; der Weinstock ist dort Symbol des jüdischen Volkes. Bei den Christen wird Christus zum › wahren Weinstock‹; das Keltern der Trauben wird mit seinem Leiden und Sterben verglichen, der Wein verwandelt sich in sein Blut. Gleichzeitig aber ist die Traube jenes Sinnbild des Lebens und des freudigen Hinausgehobenseins über das Alltägliche, das sie für ein Gasthausschild so besonders geeignet macht.

Die Bedeutung von Pokal, von Kanne und Krug scheint als Wirtshauszeichen weit offensichtlicher. Doch findet sich der Krug – als irdener Henkelkrug ist er eine der ältesten Gefäßformen Europas – auch zusammen mit anderen Gasthaussymbolen. Dann erinnert er daran, daß das Krugrecht gleichbedeutend war mit dem Schankrecht, und daß der zum Zapfen wie zum Trinken geeignete Krug lange ein Zeichen der Schankwirte war.

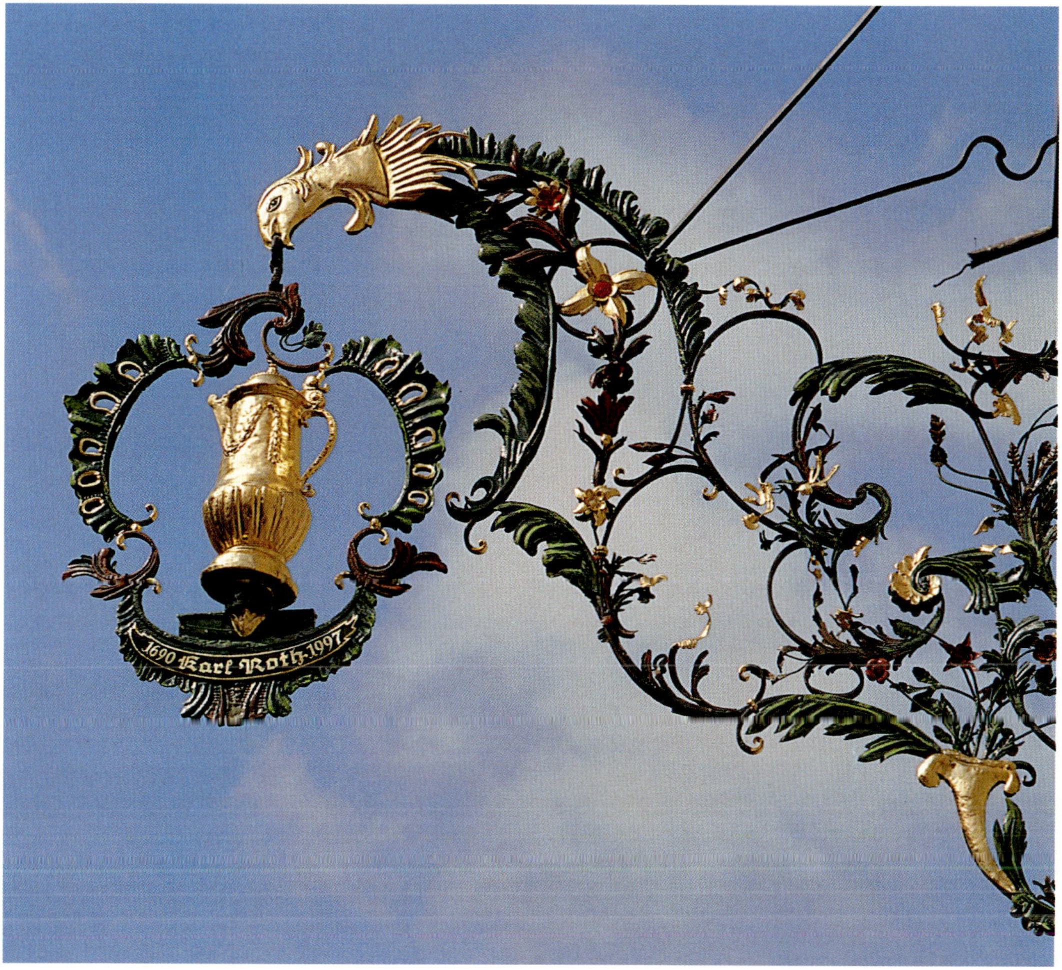

Seit 1690 besteht das jetzige ›Hotel Goldene Kanne‹ in Dinkelsbühl. Das Haus wurde nach dem Brand von 1906 neu errichtet. Wohl erhalten aber ist der erst jüngst renovierte Ausleger: Mit seinem reichen Akanthusgerank, den Blüten und dem Füllhorn, mit dem goldenen Vogelkopf und der prächtigen Kanne ist er eine höchst dekorative Schöpfung des Barock aus der Zeit um 1760.

Arbeitende Winzer schmücken das im 19. Jahrhundert entstandene Schild des Cafés ›Aux Vignerons‹ in Estavayer-le-Lac am Neuenburger See.

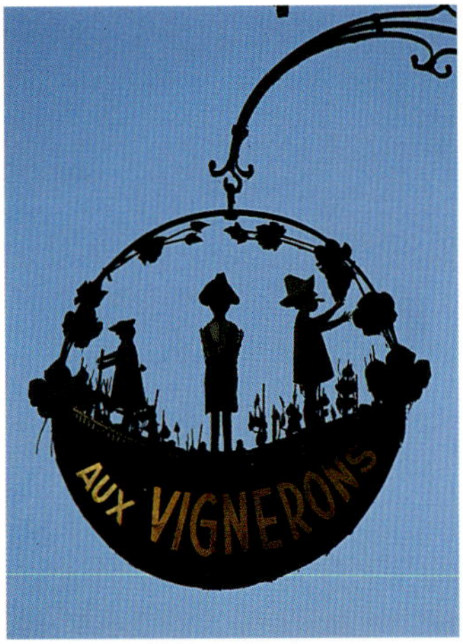

In Südengland haben viele Gasthöfe gemalte Schilder, so auch ›The Old Vine Inn Courage‹ in Winchester / Hampshire.

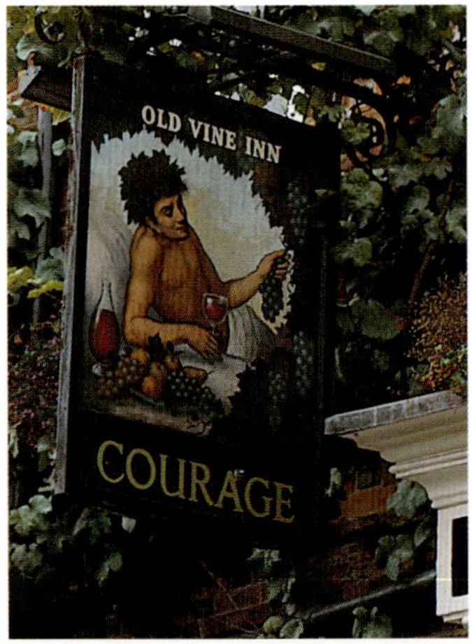

Mit traubenbehangenem Weinstock wirbt dieses moderne Schild für das in einem Fachwerkbau von 1732 untergebrachte ›Hotel Rebstock‹ in Mengen.

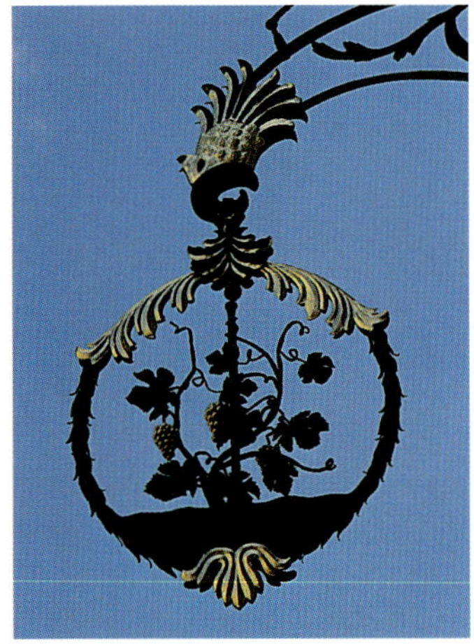

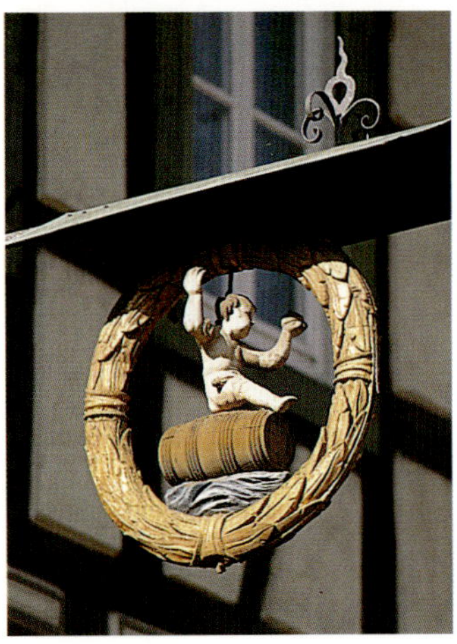

Im Jahr 1569 wurde das stattliche Fachwerkhaus im mainfränkischen Dettelbach errichtet, von dem schon 1591 als ›Wirtshaus am Bach‹ die Rede ist. Seit dem Umbau des Jahres 1719 führt es den Namen ›Gasthaus zum Bacchus‹: Seither sitzt auch der fröhliche Putto auf seinem Faß.

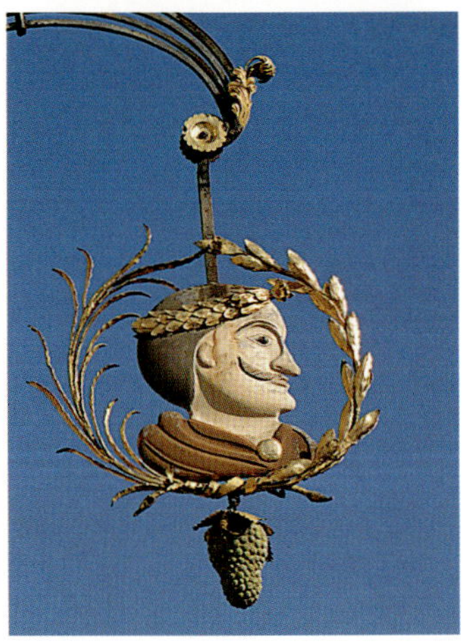

Unter den zahlreichen Gasthöfen, die sich in Bamberg einst entlang des Steinwegs (jetzt Obere Königstraße) reihten, war das seit 1541 bestehende Gasthaus ›Großkopf‹ eines der angesehensten. Auch König Friedrich Wilhelm I. von Preußen gab dort am 19.7.1730 Audienz.

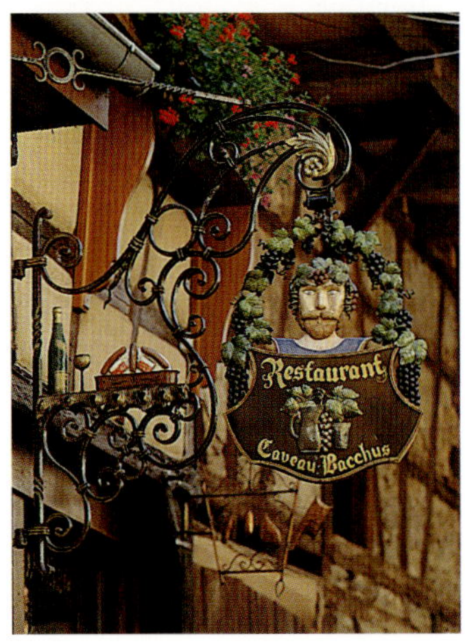

Ein moderner Ausleger mit rebenumkränztem, zum Teil gemaltem Schild, mit einer Weinflasche, einem Glas und einer Portion Choucroute im Tragarm, wirbt für das ›Restaurant Caveau Bacchus‹ im weinberühmten elsässischen Eguisheim.

Der jetzige ›Gasthof Traube‹ in Rattenberg kann auf eine lange Geschichte zurückblicken. Wahrscheinlich war der hohe, stattliche Bau mit dem mächtigen Erker im 14./15. Jahrhundert, als der Ort als Reichslehen der Bischöfe von Regensburg noch zu Bayern gehörte, Stadt- und Gerichtshaus der bayerischen Herzöge. Später wechselte das Haus mehrfach die Besitzer. 1870 ist von ihm als ›Beim Angerer Wirt‹ die Rede. Sicher rund hundert Jahre älter ist der qualitätvolle, in schönstem Rokoko gearbeitete Ausleger.

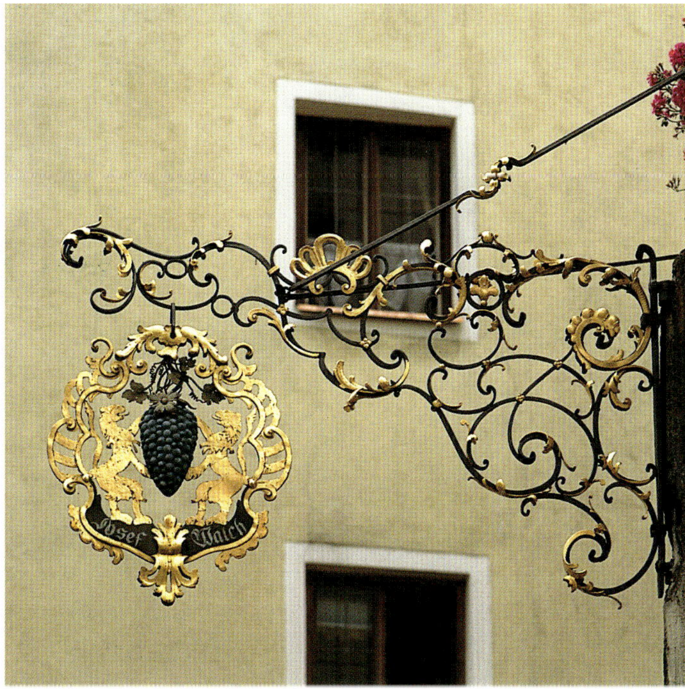

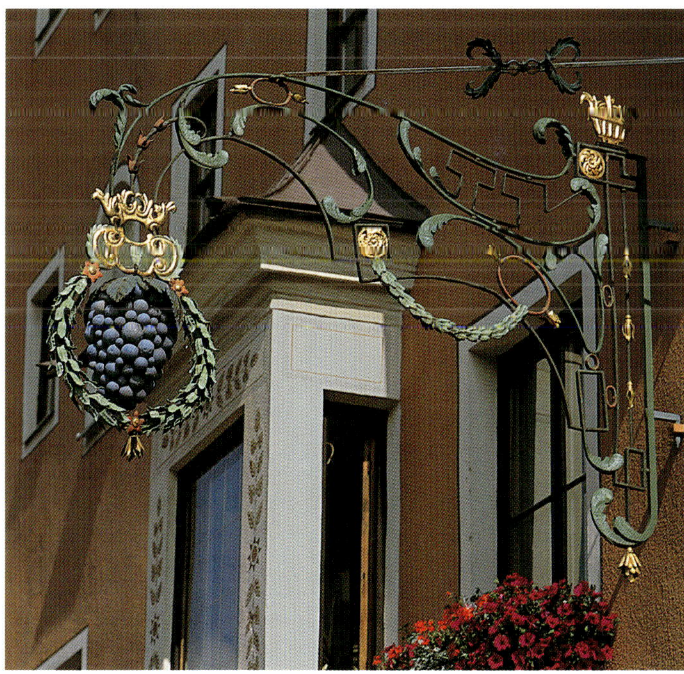

Die Besitzer des Anfang des 17. Jahrhunderts erbauten sogenannten Sattlerhauses in Berching wechselten ungewöhnlich häufig. Erst ab 1822 sind es durchweg Brauer und Gastwirte, obwohl im Grundbuch schon 1720 von einer ›realen Gastwirtschaftsgerechtsame‹ die Rede ist. Der Ausleger am heutigen Gasthof ›Zur blauen Traube‹ mit dem biedermeierlich bescheidenen Trägerarm und der üppigen Traube im Grün des Lorbeerkranzes dürfte in der ersten Hälfte des 19. Jahrhunderts entstanden sein.

Schutz im Diesseits: Haus und Schlüssel

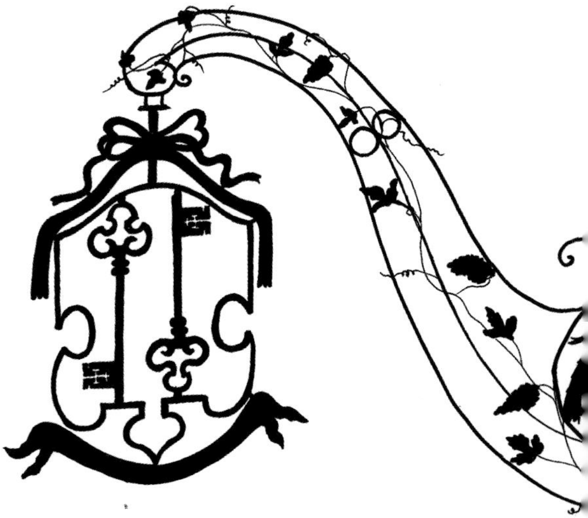

Haus und Schlüssel gehören für uns zusammen. Ihre Verwendung als Wirtshauszeichen hat jedoch offensichtlich ganz unterschiedliche Wurzeln.
Mit dem Haus, dessen Bedeutung als Teil des menschlichen Daseins noch im heutigen Grundrecht zum Ausdruck kommt, verbinden sich von alters her Zauber und Magie. Viele Religionen kennen sorgsam gehütete Hausgötter. Im Volksglauben muß nicht allein der Mensch vor Geistern und Dämonen geschützt werden, sondern auch das Haus: ›Haussegen‹, Zettel oder Rollen mit Zaubersprüchen, mit Beschwörungsformeln und Geheimsymbolen, werden im Gebälk oder unter dem Grundstein verborgen; Tieropfer unter der Schwelle des Neubaus vermauert; Pferdeköpfe, geschnitzte Bretter in Tierform oder ein tönerner Hahn auf dem Giebel angebracht. Mit Räucherungen und Segnungen wird dieser magische Schutz immer wieder erneuert und verstärkt.
Für die Wirtshausschilder sind diese Riten und Praktiken nicht von Bedeutung: Zeigen die Wirte voll Stolz auf die eigene Stadt und ihre baulichen Wahrzeichen doch erst seit den Gründerjahren des 19. Jahrhunderts Häuser und andere Bauwerke auf ihren Aushängern.
Eine weit längere Tradition hat der Schlüssel als Gasthauszeichen, der vielleicht in Erinnerung an die Schlüssel des hl. Petrus, vor allem in Frankreich und der Schweiz auch doppelt, als ›Des deux clefs‹, ›Zu den zwei Schlüsseln‹ vorkommt.
Nach mittelalterlichem Recht übernahm man mit dem Schlüssel auch das zugehörige Objekt. So wurde in Kriegszeiten die Übergabe einer Stadt durch die Aushändigung der Torschlüssel besiegelt. Darüber hinaus gilt der Schlüssel, dieses Symbol lösender und bindender Gewalt, seit der Antike als Träger magischer Kräfte. In der Hand von Göttern und Priestern ist er jenes Symbol der Herrschaft, das im Christentum als Attribut des hl. Petrus heilsgeschichtlich überhöht wurde. Nach dem Volksglauben kann man mit Hilfe eines Schlüssels Zukünftiges erfahren und verborgene Schätze aufspüren. Schlüssel dienen der Vertreibung von Hexen und Teufeln; sie schützen vor Hagel und Feuer, vor Zauberei und bestimmten Krankheiten. Schlüssel gelten aber auch als Liebessymbol und Liebesamulett und nicht zuletzt als Glücksbringer.

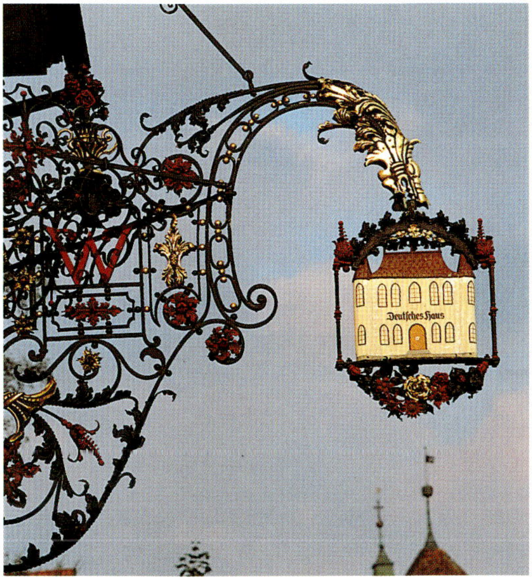

Charakteristisch für die Gründerjahre des späten 19. Jahrhunderts ist der prunkende Reichtum des Auslegers am ehemaligen Gasthof ›Deutsches Haus‹ in Wangen.

Bis zur Erneuerung des Hauses, das mit seinem weit vorkragenden Dach im 17. Jahrhundert entstand, warb ein aus dieser Zeit stammendes hölzernes Schild für das ›Gasthaus zum Schlüssel‹ im schweizerischen Willisau. Der damalige Ausleger befindet sich nun in den historischen Sammlungen der Stadt; am Gasthof hängt ein neuer, gegen 1960 gearbeiteter goldener Schlüssel.

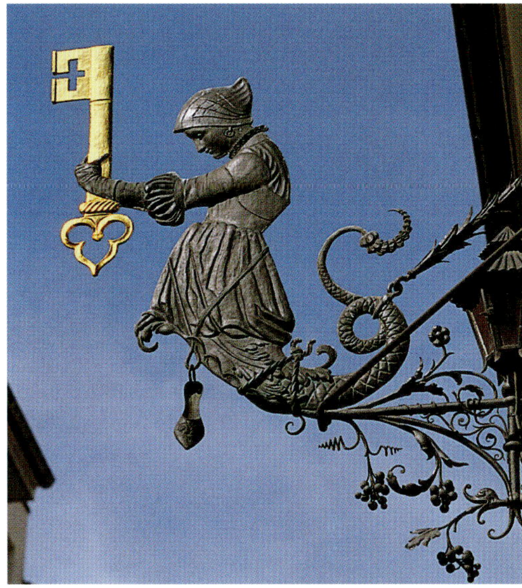

Schon früh scheint es im schweizerischen Zofingen einen Gasthof zum Schlüssel gegeben zu haben. Jedenfalls wird schon im Jahr 1595 ein Jakob Siegfried, der ›Schlüsseljaggi‹, als Wirt genannt. Der Ausleger am jetzigen ›Pub Schlüssel‹ ist mit seiner Meerjungfrau eine bemerkenswerte Arbeit des späten 19. Jahrhunderts.

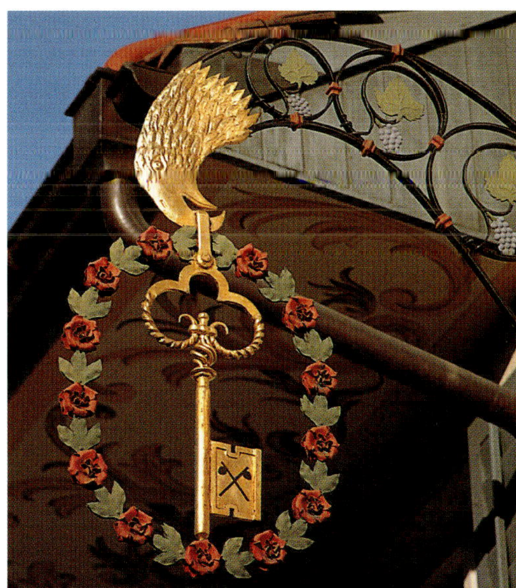

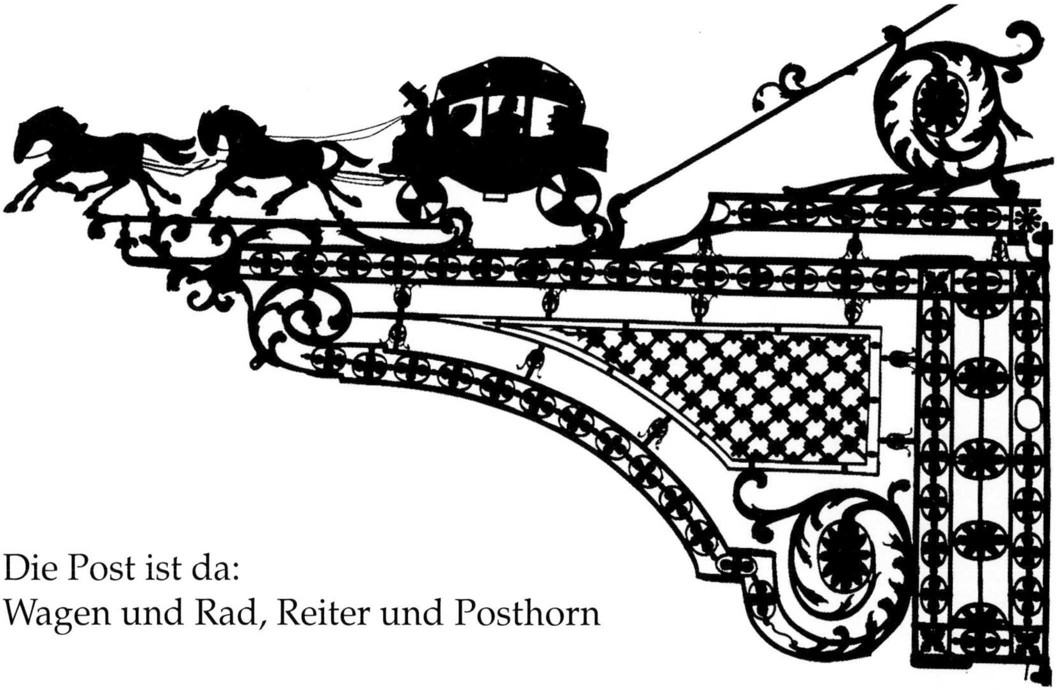

Die Post ist da: Wagen und Rad, Reiter und Posthorn

Schon im Altertum gab es ein wohlorganisiertes Verkehrswesen, das in Europa mit dem Untergang des Römischen Reiches allerdings ein Ende fand. Erst die Frankenkönige schufen sich wieder eigene Kurierdienste. Zu einem geordneten Botenwesen zwischen Klöstern und Universitäten, Kaufleuten, Handwerkern und Städten kam es gar erst vom 11. | 12. Jahrhundert an. In Frankreich brachte die Verordnung Ludwigs XI. von 1464 eine raschere Nachrichtenübermittlung, da die Kurierreiter nun an den in regelmäßigen Abständen eingerichteten Stationen die Pferde auswechseln konnten. Rund dreißig Jahre später schuf Franz v. Taxis im Auftrag Kaiser Maximilians I. die erste Postlinie, die Deutschland zwischen Wien und Brüssel ohne Unterbrechung durchquerte. Sie markiert den Anfang jenes länderumfassenden Thurn und Taxisschen Postimperiums, das bis ins 19. Jahrhundert Bestand hatte.

Auch entlang der Taxisschen Postrouten reihten sich die Haltepunkte: Im Abstand von etwa fünf Meilen (= 37 km) entstanden Rasthäuser, die Unterkunft und Verpflegung boten und an denen Pferde und Personal gewechselt werden konnten.

Als dann gegen 1700 der regelmäßige Verkehr mit Postkutschen begann, kam es zu einer wahren Blüte dieser Post-Gasthöfe. Oft mußten für den Pferdewechsel 40 bis 60 Tiere bereitgehalten werden. Meist hatten die Wirte auch das angesehene Amt des Posthalters inne, das nicht selten durch viele Generationen vom Vater auf den Sohn weitergegeben wurde. Kein Wunder, daß die Gasthöfe ›Zur Post‹ oft besonders schöne Ausleger haben: Voll Stolz zeigen sie eine Postkutsche oder einen Postillon auf ihrem Schild, ein Rad oder jenes gewundene Horn, das schon die taxisschen Postillone benutzten und das in halb Europa zum Sinnbild der Post geworden ist.

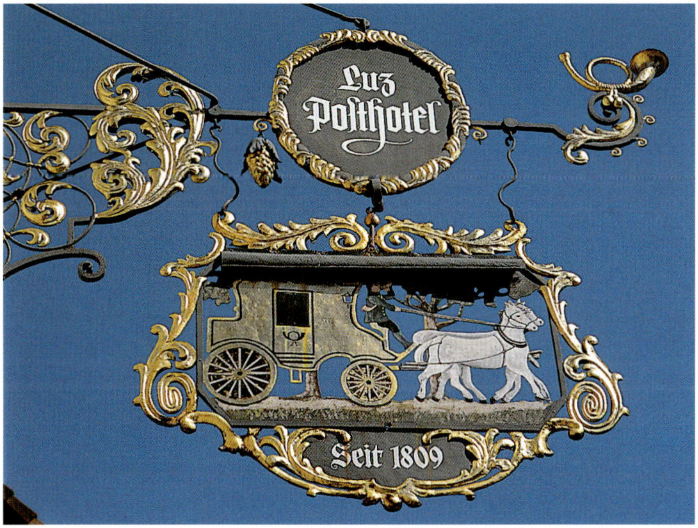

Seit 1809 gehört das ›Luz Posthotel‹ in Freudenstadt der Familie Luz, deren Angehörige in Württemberg und vor allem im Schwarzwald als Posthalter und Wirte eine wichtige Rolle spielten. Der reich vergoldete Ausleger mit der von Schimmeln gezogenen Postkutsche und dem kleinen Posthorn am Ende der Trägerstange prunkt im Neobarock des 19. Jahrhunderts.

1697 als ›Gasthof zur Sonne‹ erbaut, wandelte sich das heutige ›Hotel zur Post‹ in Nagold im Jahr 1807 in eine der neu eingerichteten Poststationen an der Route Stuttgart – Freudenstadt. Von illustren Gästen – auch Napoleon I. soll hier ›soupieret und wonniglich geschlafen‹ haben – berichtet die Chronik des Hauses, das im Jahr 1823 von der Familie Luz übernommen wurde.
Das überaus prunkvolle, üppig vergoldete Wirtshausschild entstand erst 1907. Doch verstand es der damals tätige Schmied etwas vom Geist einer vergangenen kunstgeschichtlichen Epoche wieder lebendig werden zu lassen. Er löste den ganzen Ausleger in reiner Barockmanier auf, baute im Dreieck zwischen Tragarm und Stütze die in Eisenblech geschnittene vierspännige Postkutsche ein, fügte Posthorn, Wappen, Traube und eine symbolträchtige strahlende Sonne hinzu.

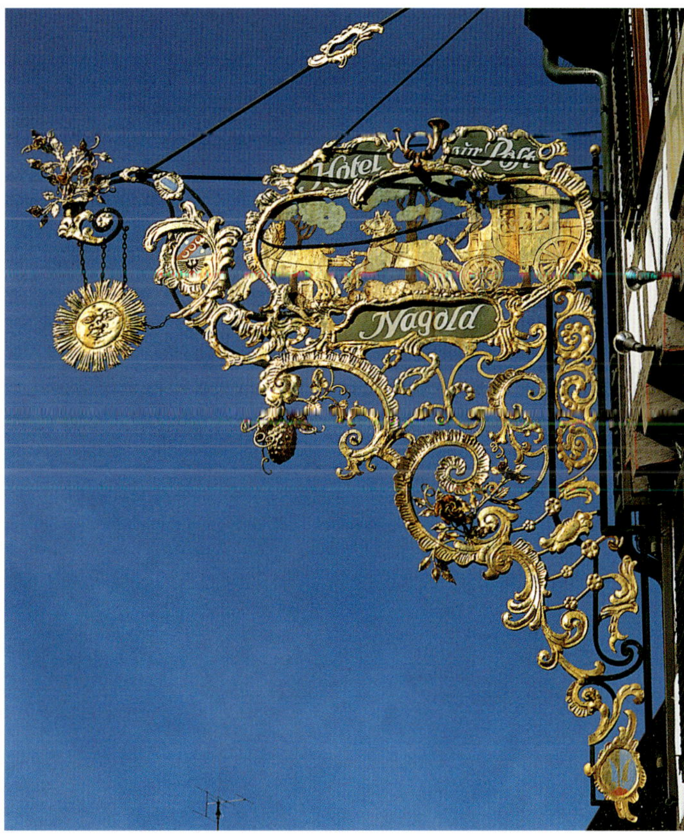

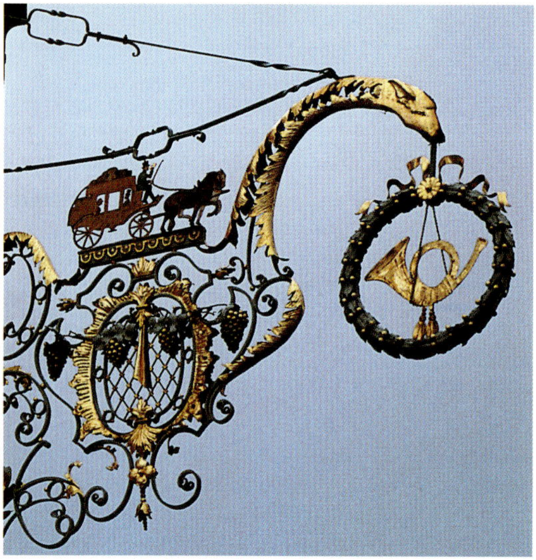

In Breisach soll es bereits im 17. Jahrhundert eine Thurn und Taxissche Poststation mit Pferdewechsel gegeben haben. Das Gebäude des jetzigen ›Hotel Post‹ mußte allerdings nach den Zerstörungen des Zweiten Weltkriegs wieder aufgebaut werden.
Der prächtige, renovierte Ausleger wurde schon Anfang des 20. Jahrhunderts im Elsaß erworben.

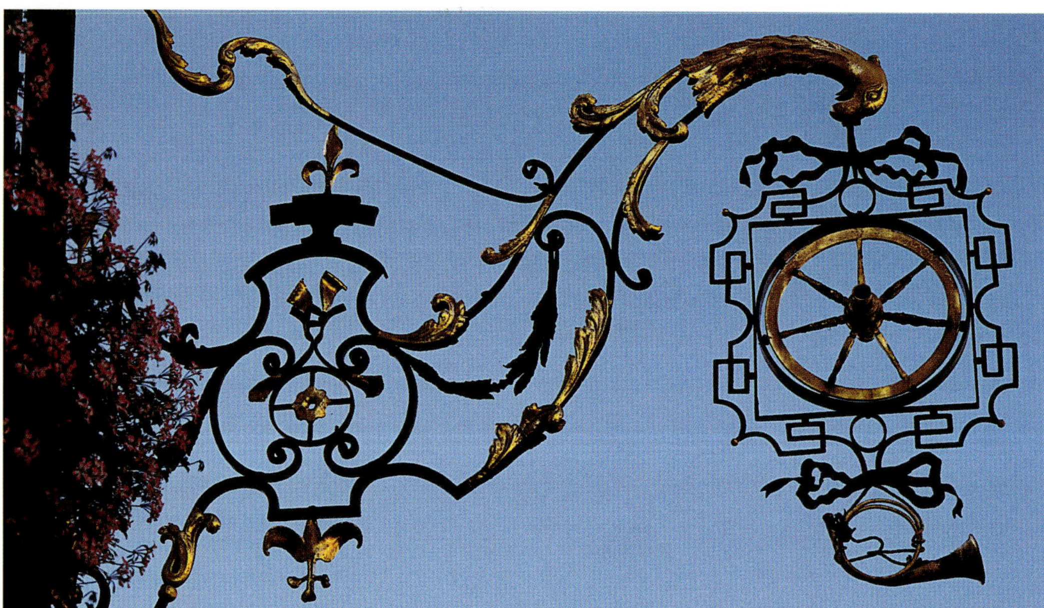

Schon im Jahr 1585 ist in Tettnang von einer ›Herberge zum Goldenen Rad‹ die Rede. Bis 1858 hatten ihre Wirte die Posthalterei der 1680 eingerichteten Thurn und Taxisschen Linie Ulm – Lindau inne. Das Haus, in dem im Jahr 1838 die Kaiserin von Rußland logierte, eine geborene badische Prinzessin, brannte 1974 nieder. Doch besitzt das wieder aufgebaute ›Hotel Rad‹ noch sein altes, im frühen 19. Jahrhundert entstandenes Wirtshaussschild, dessen siebenspeichiges Rad – ursprünglich Abzeichen der Gerichtsboten – wohl darauf verweist, daß Postillone und Fuhrleute hier auch die Hilfe eines Schmieds finden konnten.

Der jetzige ›Gasthof zur Post‹ in St. Gilgen kann auf eine lange, ereignisreiche Geschichte zurückblicken: Um 1100 wird das Haus im Besitz des nahen Klosters Michelbeuern erstmals genannt. Um 1415 war ›das Gut am Mühlbühel‹ Taferne, um 1600 unter dem Salzburger Fürstbischof Wolf Dietrich von Raitenau Gewerkenhaus, später Haltepunkt des Österreichischen Post- und Stellwagenverkehrs und schließlich k. + k. Poststation.
Der Ausleger mit dem echten Posthorn erinnert an jene glanzvolle Zeit, in der sich Erzherzog Johann von Österreich hier mit seiner späteren Gemahlin, der Ausseer Posthalterstochter Anna Plochl traf, und der stattliche Bau zahlreiche weitere illustre Gäste beherbergte, darunter Kaiser Franz Josef und Victor von Scheffel.

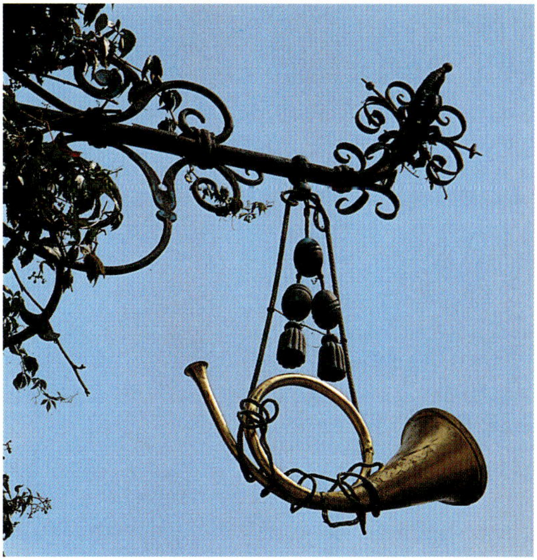

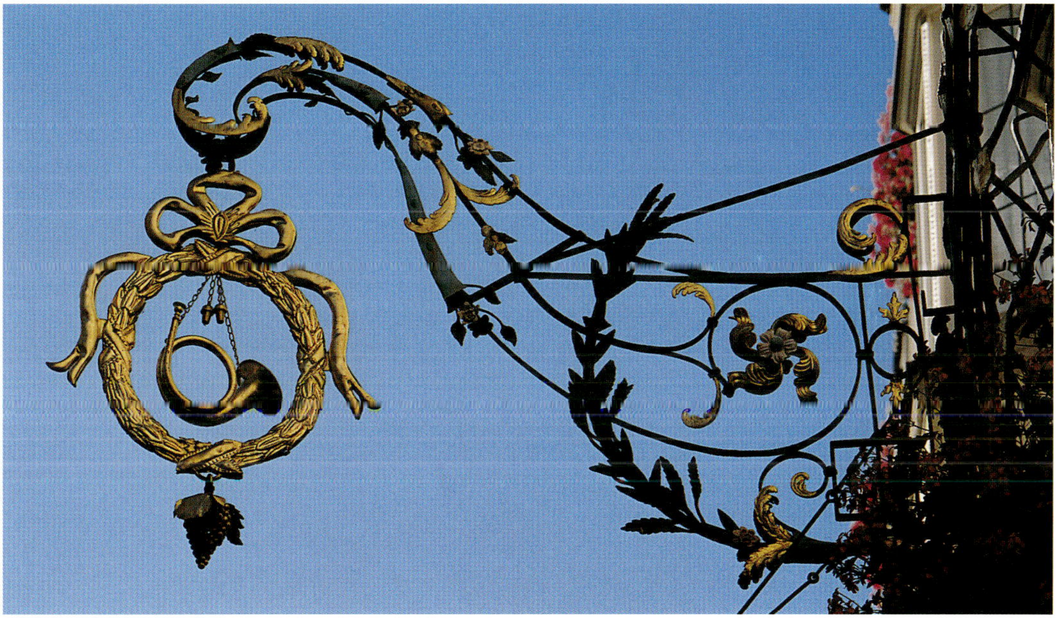

Noch zu Beginn des 20. Jahrhunderts gab es in Sterzing zwei Post-Gasthöfe: den ›Gasthof zur alten Post‹ und den 1835 umgebauten ›Gasthof zur neuen Post‹, den jetzigen ›Gasthof Post‹. Damals dürfte auch der reich vergoldete Ausleger mit der mächtigen Wirbelrose und der dekorativen Schleife entstanden sein, der im Kranz ein echtes Posthorn zeigt.

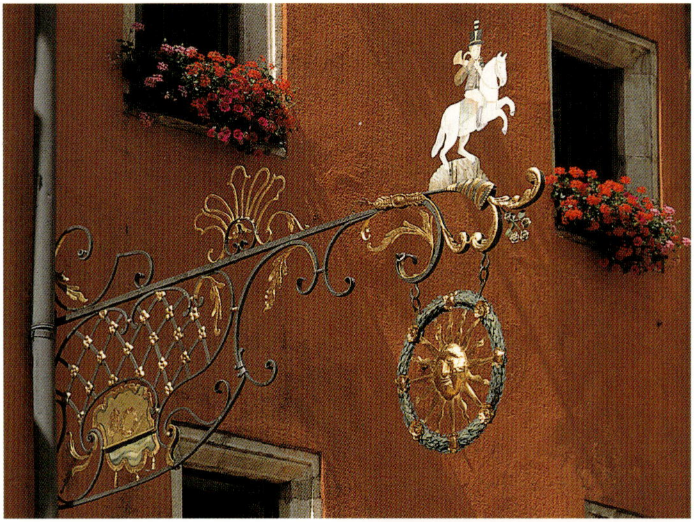

Der jetzige ›Gasthof Post‹, dieses spätgotische Haus mit seinen profilierten Fenstergewänden und dem dreigeschossigen Erker, ist einer der ältesten Gasthöfe Rattenbergs.
Das Wirtshausschild erinnert mit seiner strahlenden Sonnenscheibe an die Zeit, als sich der Gasthof für einige Zeit ›Gasthaus zur Sonne‹ nannte, während der hübsche Postreiter darauf verweist, daß sich hier lange eine wichtige Poststation befand, behielt Rattenberg doch auch nach dem Niedergang des ertragreichen Bergbaus seine Bedeutung als Handelsplatz.

Schon im Jahr 1452 ist vom heutigen ›Posthotel‹ in Partenkirchen als einer Taverne die Rede. Seit dieser Zeit dient die an der alten Handelsstraße von Venedig nach Augsburg und Nürnberg gelegene Weinwirtschaft ihren Gästen, ab 1763 auch als Thurn und Taxissche, später als königlich-bayerische Posthalterei. Nach dem Bau der Eisenbahn fuhr hier im Jahr 1911 die letzte Postkutsche nach Mittenwald ab.
Das Wirthausschild mit dem bayerischen Postillon auf seinem Schimmel ist eine moderne Arbeit.

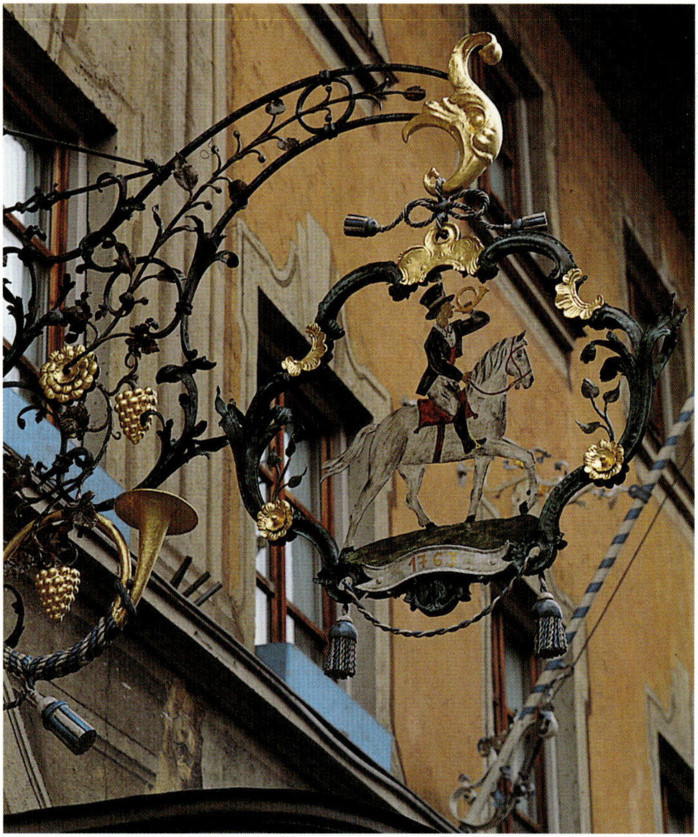

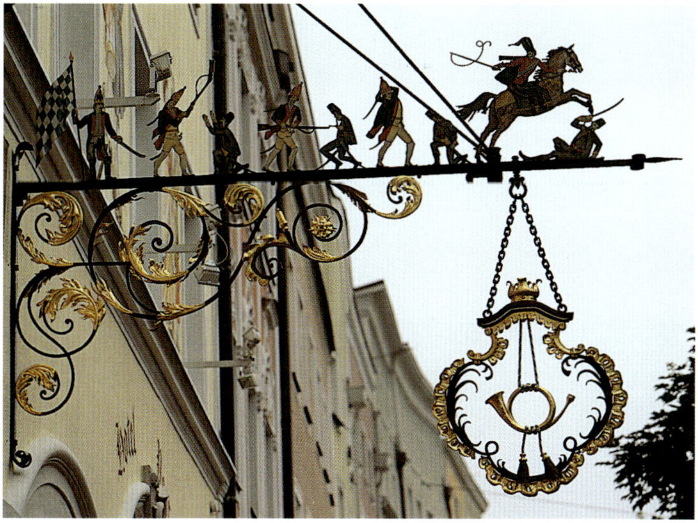

Der moderne Ausleger am heutigen ›Hotel Post‹ in Burghausen erinnert an das dramatischste Ereignis in der Geschichte des einstigen Weingasthofs ›Zur Krone‹: an jenen mörderischen Kampf vom 16. Oktober 1742, bei dem der Bürger und Hofkaminkehrermeister Franz Carl Cura – er zeichnete sich im Österreichischen Erbfolgekrieg mehrfach aus und hatte am Tag zuvor mit seiner Freischar die Burghausener Burg zurückerobert – in diesem Haus den letzten Widerstand der Kroaten und Panduren brach.

Das ›Goldene Posthorn‹ ist Nürnbergs älteste Weinstube. Die erste bekannte Kaufurkunde stammt aus dem Jahr 1498 und schon bei Hans Sachs ist vom ›Gülden Horn‹ mehrfach die Rede. Den heutigen Namen führt das Haus, das durch alle Jahrhunderte bedeutende Persönlichkeiten zu seinen Gästen zählte, seit 1629.
Das jetzige Wirtshausschild mit seiner Vielfalt von Blechschnitt-Darstellungen entstand erst zur Zeit des Wiederaufbaus nach 1945.

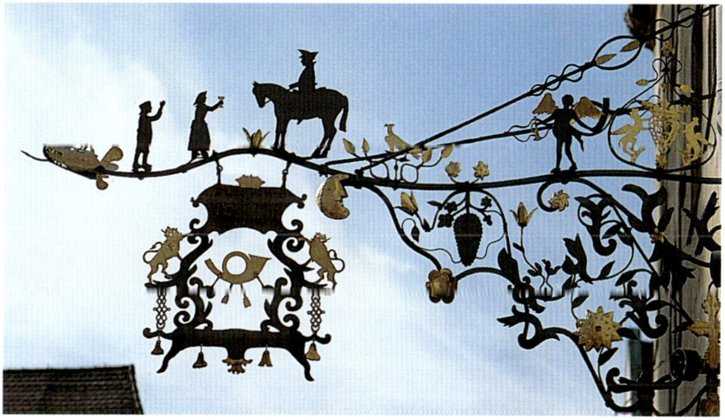

Spätestens seit 1761 diente das um 1500 erbaute Gebäude des jetzigen Restaurants ›Goldener Adler‹ in Schwaz als Gasthof.
Der prächtige, um diese Zeit entstandene Ausleger weist mit seinem Postreiter darauf hin, daß das Haus mit den weiträumigen Stallungen und dem großen Schlafsaal der Roßknechte im ersten Stock lange Zeit auch k. + k. Poststation war.

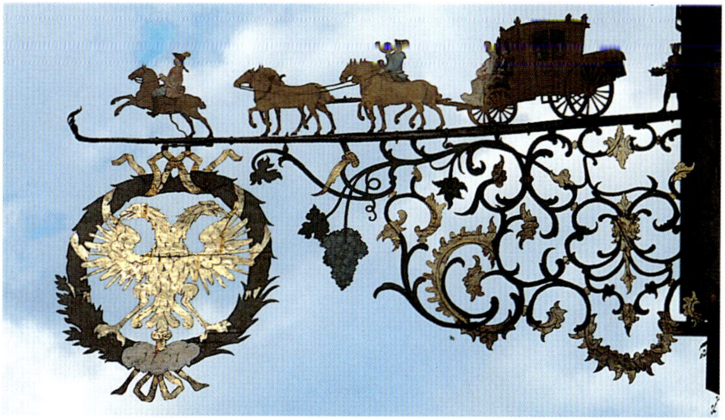

Einbandvorderseite:
Schild des ›Hotel zum Riesen‹ in Miltenberg

Einbandrückseite:
Schild des ›Gasthaus zum Storchen‹
in Bad Windsheim

Abbildung Seite 2:
Moritz von Schwind ›Die Hochzeitsreise‹, um 1855
Schack-Galerie, München

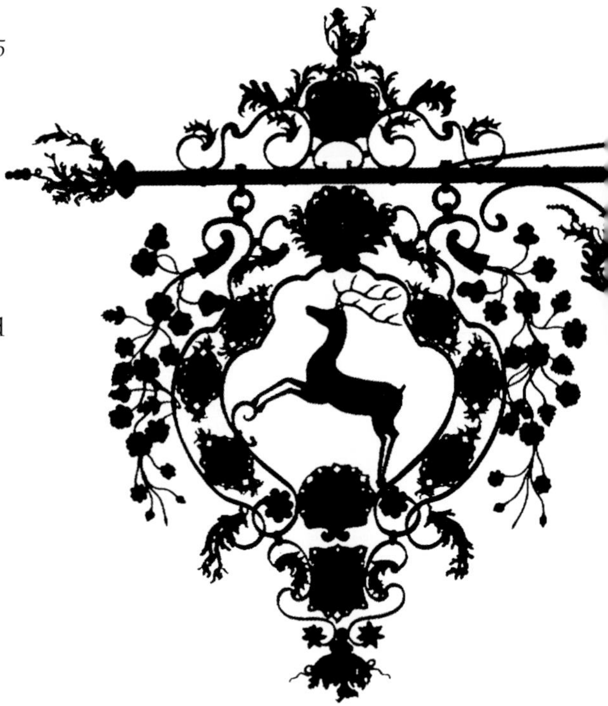

Die Zeichnungen zeigen die Ausleger und Schilder folgender Gasthöfe:

S. 1: ehem. Wirtshaus ›Zum Hirschen‹ in Hirschwald
S. 4: ›Gasthof Gams‹ in Bezau
S. 12: ›Gasthaus zur Sonne‹ in Tarrenz
S. 16: ›Gasthaus Grüner Baum‹ in Tarrenz
S. 18: von einem Haus in Wasserburg
S. 22: ›Gasthof zum Bären‹ in Altusried
S. 26: ehem. ›Gasthof zum Adler‹ in Auerbach
S. 32: ehem. ›Gasthof zum Schwan‹ in Auerbach
S. 38: ›Gasthof Künneth‹ in Neustadt am Kulm
S. 44: ehem. Gasthaus ›Weißes Lamm‹ in Passau
S. 50: Gasthaus ›Weißes Roß‹ in Kemnath
S. 54: ehem. Gasthof ›Blauer Hecht‹ in Regensburg
S. 60: ›Restaurant au Guillaume Tell‹ (Wilhelm Tell) in Porrentruy
S. 64: ›Gasthaus Krone‹ in Willisau
S. 68: Brauerei-Gaststätte ›Zum wilden Mann‹ in Dinkelsbühl
S. 72: Gaststätte ›Dreikönig‹ in Freudenstadt
S. 76: ehem. ›Hotel Engel‹ in Bremgarten
S. 78: Gasthaus ›Zum Kreuz‹ in Beratzhausen
S. 80: ›Gasthof Wagner Bräu‹ in Beilngries
S. 84: ehem. ›Brauhaus Goldene Traube‹ in Großmehring
S. 88: ›Brasserie des deux clefs‹ (Zu den zwei Schlüsseln) in Porrentruy
S. 90: ›Hotel Alte Post‹ in Wangen
S. 96: ›Gasthaus zum Hirschen‹ in Sursee

Alle Fotos und Zeichnungen von Ursula Pfistermeister mit Ausnahme von:
S. 2: Joachim Blauel – Arthotek
S. 6: Stadtbibliothek Nürnberg
S. 1, 26, 32, 38, 50, 78: Gertrud Ullmann (aus U.Pfistermeister: Geschmiedet; Regensburg 1979)